全国名中医

张忠德

——十年跟师手记——

临证思辨录

金连顺◎主编

SPM
南方传媒

广东科技出版社
全国优秀出版社

·广州·

图书在版编目（CIP）数据

全国名中医张忠德临证思辨录：十年跟师手记 / 金连顺主编.—广州：广东科技出版社，2024.3
ISBN 978-7-5359-8110-3

Ⅰ.①全…　Ⅱ.①金…　Ⅲ.①中医临床—经验—中国—现代　Ⅳ.①R249.7

中国国家版本馆CIP数据核字（2023）第148838号

全国名中医张忠德临证思辨录——十年跟师手记
Quanguo Mingzhongyi ZhangZhongde Linzheng Sibianlu——Shinian Genshi Shouji

出 版 人：严奉强
责任编辑：曾永琳　王　珈
装帧设计：友间文化
责任校对：李云柯　廖婷婷
责任印制：彭海波
出版发行：广东科技出版社
　　　　　（广州市环市东路水荫路11号　邮政编码：510075）
销售热线：020-37607413
https://www.gdstp.com.cn
E-mail：gdkjbw@nfcb.com.cn
经　　销：广东新华发行集团股份有限公司
印　　刷：广州一龙印刷有限公司
　　　　　（广州市增城区荔新九路43号1幢自编101房　邮政编码：511340）
规　　格：889mm×1194mm　1/32　印张8.5　字数260千
版　　次：2024年3月第1版
　　　　　2024年3月第1次印刷
定　　价：68.00元

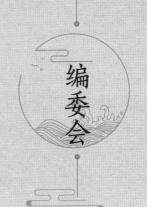

编委会

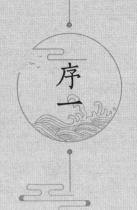

名医之经验，乃大宝库也，其成而至于发展，往往累世人之竭虑反复实践，总结积累而成，实为宝贵财富，用以指导后学诊病遣方，提高中医临床疗效，弥足珍贵。名老中医之学术经验，源于中医学传统理论，经多年临床实践而得以升华，形成独特之学术经验，蕴含创新之辨证思维方式，非经师传点拨不能拨开迷雾。

自古至今，名医之成长，皆离不开早临证、勤临证之道。然名医经验总结，亦离不开形影不离之跟师抄方侍诊。本书作者金连顺医师，作为吾之师承弟子，跟随吾侍诊抄方逾十年，细心入微之临证思考，反复之疗效观察，不断提升之中医素养及丰富自身临证经验。在临床实践中，体会吾之辨治思路，总结吾之临证经验，升华吾之学术思想。本书乃金连顺医师跟师十年期间，从吾之众多临证病案中，择取一部分典型病案为素材。此类病案皆经后期随访，记载详尽，疗效确切，且其诊治思路具有一定代表性。

本书之病例，描述详尽，病史记录真实，治

疗过程完整。读之，患者之临床症状，师父之临证诊病，动态过程皆活现眼前。按语中，辨证施治过程，笔下流淌，清晰记载。且对每一病例之辨证依据、方药选择原理、辨治经验要点，均有详细、清晰之分析，更附以个人临床实践之心得体会。充分体现师带徒之精华——传承。每一案例之记述分析，理法方药分析浑然一体，充分体现中医诊疗活动之核心内容——中医临证思维。从庞杂之症状或错综复杂之病变中认清疾病之主要矛盾，逐层剖析核心病机。从疾病之认识到治疗及预后，环环相扣。可见作者不仅踏实跟诊抄方，而且系统地进行了记录与归纳，做到明理慎思，并在自己的临证中也有灵活应用。

"经者，道也。"习医者必修经典，乃识医术之正途。欲得名家之学术思想，非经典不能及也；欲得名家之遣方用药，非经典理论不可指引。抄方之余，勤习经典，以得名家辨治之思路；临床实践，活用经典，以推动学术之发展。融经典于现代临床，解决实际问题，必得纯粹之中医理论。

余虽身中医，然望此笔记，能启中医院校及中医师之弟子。此笔记乃以中医临床医案为基础，跟师而作，望能提升临证思维能力。余身为师，心中最满足之事，乃后学能踏余之肩膀，攀登更高峰。愿诸杏林学子、同道，坚定矢志，共事中医药事业！

2023年11月

中医学是伟大的宝库。党和国家大力发展中医药事业，出台了一系列促进中医药发展的政策，其中包括总结和推广当代名中医的学术思想和临床经验的举措。张忠德教授是全国名中医，第七批全国老中医药专家学术经验继承工作指导老师，是我国近几年影响力靠前的名医。

我与张忠德教授相识于广东省中医院，距今已三十六年。从一个较近距离、长时间旁观者的视角来看他的成才，他的身上不仅有人们常说的艰苦奋斗和对事业的无限热爱等优良品质，更有比一般院校毕业医生所没有的"特殊"之处。

张忠德教授在1988年就拜师于第一批广东省名中医甄梦初先生门下，侍师左右，一心从医，尽得师传，不仅学到了甄氏的学术理论和经验技术，还掌握了进入中医深奥之门的窍门，再加上后来的不懈努力，成长为"抗疫标兵"，取得举世瞩目的成就。

今天我翻开金连顺医生的书稿，仿佛看到了年轻的张忠德教授侍诊甄梦初老先生的场景。书稿中展示出一幅幅张忠德教授开诊时的真实场景，也展现了学生随诊抄方、记录原始病案资料、观摩老师如何"望、闻、问、切"的生动画面，同时需要跟上老师的临证思维，学习立法处方。从金医生这本时长达十年的跟师手记中，可看到张忠德教授的诊疗特点和诊证经验，看到他与患者相处的艺术，看到他对学生教育的方法与用心，同时也看到金医生的随诊和成长历程。今日，金医生将十年的跟师感悟，以疾病为主线，又进行了阶段性的总结，透过典型案例，再现老师的临证经验，也呈现了她个人的成长，体现了她对老师的崇敬之心！

本书还有一点特别值得关注，即跟师笔记的叙写方法很有新意，将为师的经验和为徒的体会、师徒间的交流呈现在读者面前，读来令人赏心悦目。里面的内容，不仅对医学生和年轻医生有益，也对带教老师有启发，其书写方式，更是值得借鉴。

传承与发展是时代的潮流，传承"德叔"的德艺，需要弟子们持续努力。本书让我们欣喜地看到年轻人在茁壮成长，中医学必将后继有人，传统的师带徒这种培养人才的模式，也将继续大放光芒。

林定坤

2023年12月

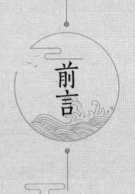

　　阳光洒落、鸟语花香、花前月下、空山新雨……花样年华时期仿佛世间一切本就该如此美好。但是，当作为一名中医医学生踏进医院后，听到患者的倾诉，看到患者的苦楚，学艺不精、没有强大心理承受力的我，虽能感同身受，但手足无措感却深深涌入心中。我有过怀疑、放弃的念头，身边不少人也已经选择了放弃中医，通过考研转投去学了西医。也许是幼年时对中医的喜爱仍潜藏于心底，我犹犹豫豫地选择了来到广州，这个有着深厚中医底蕴的城市，继续学习中医。在这里，我遇见了我的老师——张忠德教授。老师在面对患者时永远像阳光一样，明媚而耀眼，时时刻刻将自己的光和热给予患者；老师的激情也不断鼓舞着我继续学习和前进。"行""可以""没问题，我来"，这三句话是他面对患者时说得最多的，也是他一直践行的诺言。

在老师的门诊中跟诊与学习期间，我见证了无数"奇迹"的发生。一位30多岁的怀孕女性，既往有哮喘病史，因反复不明原因高热曾多次在外院就诊，伴有呕吐、腹泻，最严重时每天可以达到20次。所有医生都建议引产，这位无助的孕妇怀揣着最后一丝希望来到老师的门诊，他凭借着对中医的信心，拍着胸脯让患者放宽心，只管安心养病就好。他开出的处方中仅有砂仁、紫苏叶、生姜等数味简简单单的药材，真的可以有枯木逢春之效吗？一周过去了，本来不抱希望的我，竟然在门诊再次看到了这名患者。呕吐、腹泻次数明显减少，热峰也有所降低，患者因此重拾信心。随诊几周后，患者的高热已退，呕吐、腹泻也止住了，3个月后还顺利生产出一对健康的双胞胎。

有位从外省来穗就医的黄女士，因呼吸困难、进食艰难来诊。因为在当地治疗效果不佳，被病魔长期折磨，情绪不稳，严重的焦虑感让她萌生了濒临死亡的感觉，身体也日渐消瘦。黄女士进入诊室，刚坐下来，老师还未开口，她就控制不住情绪开始不停地倾诉。老师依然只是开了几味简简单单的中药，仅仅几次治疗就解决了困扰黄女士多年的痛苦，起到了令人难以想象的作用，让黄女士重拾信心，变得乐观开朗。

老师不仅擅长治疗呼吸科疾病，对于消化科、内分泌科、心血管科、妇科、儿科等杂病也都得心应手、药到病除。渐渐的，我开始期待每周周二、周四下午的到来，盼望着每周门诊的跟师学习。老师常说"五脏和而不病"，我们把患者五脏的阴阳气血调平和了，各种不适的症状就能自行消退，虽是一句简单的辨治思路，但蕴含着老师深厚的中医造诣和丰富的临床经验。老师屡屡让沉疴奏奇效，让我也更加坚定地走在了学习中医的道路上。

老师时常教导我们，要想习得中医精神，首先要继承好、总结好前人的经验，在此基础上，不断地去发扬、创新，一步一个脚印。跟师至今已有十余载，我收集了成千上万份老师的门诊医案，对老师的临证经验也有了一些心得体会。借此之机，抛砖引玉把老师的典型病案以通俗易懂的讲故事的方式整理出来，分享给各位读者，并在老师的指导下，对病案的辨治思路、遣方用药进行细致分析，希望可以帮助初习中医而不得其法的中医学者，或者对中医感兴趣的老百姓。

本书主要从跟师中常见的一些疾病，如发热、慢性咳嗽、哮喘、支气管扩张、鼻炎、口腔溃疡、痹病、痛经、便秘、淋证、失眠、湿疹、汗证、疳证等着手，以老师门诊的典型医案或弟子们亲身经历的诊间故事等形式展开，从老师和弟子们两种不同的收集问题、分析问题、解决问题的角度出发，详细剖析望闻问切四诊信息如何采集、如何分析，以获取精准的病因、病机信息。再根据辨证论证，如何处方用药，如何将"平调五脏法"运用到呼吸系统疾病及常见内科杂病中，不同疾病有哪些常用中药及药对，患者日常的饮食起居应该如何调摄，节气对不同疾病的影响有哪些，等等。

"不是中医药不好，而是现代人没有掌握好中医药。""入了中医的门，习得其中奥义越深，对患者的帮助就越大。"老师经常这样给我们"打鸡血"，让我们时刻警醒，时刻努力，时刻持有正能量，在这里也分享给各位读者。希望本书能对各位读者有所帮助，为各位读者的中医水平迈向更高的台阶奠定基础。

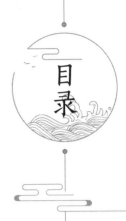

目录

第一章

感冒本属寻常病，邪之来去须先知

第二章

治咳不离乎肺，不限于肺，治其因则病自愈

第三章

哮喘病根深久难猝除，临证用药配伍善通变

第四章

气喘绵绵自肺生，同治脾肾使"气顺"

第五章

支扩肺络不耐寒热，平调五脏乃治病之要

第六章

鼻炎多自肺脾出，培土生金疗效彰

第七章

咽喉不利频清嗓，不究其源易误治

第八章

口腔溃疡连年不愈，审察病机药食相配

第九章

发热病因多样化，表里虚实宜分辨

第十章

痹病贵在明其理，知其"通"与"变"

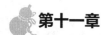

第十一章

治肝之病先治脾，升降如枢复如初

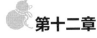

第十二章

痛经在虚当温阳，调经之法重养肝

第十三章

升清降浊解食滞之犯，温阳散寒复中焦元气

第十四章

多年便秘通便茶无功，五脏平调润燥腑气通

第十五章

淋证遣药需随证，清利有度顾脾肾

第十六章

卧而不寐心脾虚，一方济之神自安

第十七章

湿疹为病变证多，标本兼调解烦恼

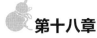

第十八章

治汗证不拘陈规，固表温阳显神威

第十九章

治疳证以运补求胜，脾胃和则元气自生

第二十章

小儿鼾眠睡不安，调脾固肺兼平肝

第一章

感冒本属寻常病，
邪之来去须先知

2011年11月8日
立冬

一、饮食起居，受病之本末

今天是立冬，为冬日之始，是我来到广州跟老师学习的第二年。在这座充满浓郁的杏林花香的花城，虽是冬日我却感受不到北方的"水始冰""地始冻"。记得曾经有本书上写道，岭南"四时常花，三冬不雪，一岁之暑热过中"，在这里秋尽而树叶不黄，冬时而榕荫如盖，虽然寒风扫过，但气温会迅速回升，晴朗无风之时，常有"十月小阳春，无风暖融融"的景象。

这位吴大爷是今天的第十六位患者，戴着针织帽，内穿V字领针织衫，外穿厚厚的棉马甲，里三层外三层，在老伴儿的搀扶下走进了诊室。

看到吴大爷，老师面带微笑地问我们："你们有没有注意到，这位吴大爷跟我们今天看的哪位患者类似？"

每次老师提出问题，我都不知道该如何回答，觉得自己跟老师不在同一个频道上，总想躲进一个洞里，心中不停地念叨："千万不要看我，千万不要……老师看病节奏这么快，已经看了十几个患者，到底指哪个患者？难道是刚刚看的那位气喘的老人家？不不不，应该不是……"

当我仍在纠结如何回答老师的问题时，两位老人家已经坐下来开始跟老师讲述病情，吴大爷急匆匆地说道："张医生，您好，入冬以来我的老毛病又犯了，动不动就感冒，要是旁边有人打个喷嚏，我就又开始感冒了……人老了，就是麻烦，我吃了不少感冒药，但就是不见好……"

老师边问诊边把脉，说道："老爷子，放心！不着急，慢慢讲！你是不是经常去白云山呀？"

老伴儿激动地说道："对呀，对呀，您怎么知道呢？我们现在退休了，经常早晨去白云山散步，那里空气又好……"

我在想："老师不是一会儿还要去会诊吗？还说尽量早点看完门诊，怎么这会儿居然还有空和患者闲聊？"

老师又笑着问吴大爷："在家里老伴儿喜欢煲什么汤？是不是经常用甘蔗来煲汤？老爷子喜欢吃你们老家的炒香饭吗？平时出汗很多吗？"

老伴儿又抢着回答："是哈是哈，张医生，您怎么这么神？我们吃什么都知道！怪不得我那邻居说，一定要让我找您看病呢！"

老师继续问吴大爷是否咳嗽，是否怕冷，是否大便烂等，吴大爷和老伴儿不断地点头，老师又看了看吴大爷的舌象，舌体胖大，舌苔薄白。"老爷子，放心！我们一起想办法。"老师说完，便开始开处方了。

二、问诊为诊治之要领，临证之首务

"太子参15克，紫苏叶15克，前胡15克，陈皮10克……"

开完处方，老师回头对我们几个学生说道："你们不要以为我在跟患者闲聊，我跟患者的每一次对话，都是一个辨证的过程！"

刚开始我不懂老师为什么不直接问患者哪里不舒服？而是"闲聊"，难道真的仅仅是"闲聊"而已吗？为什么会问我们，跟哪位患者相似？是疾病相似？还是病因病机相似？还是长得像？我的头脑中有很多疑问，回到宿舍，看着笔记，反复思考。

问诊为诊治之要领，临证之首务，《灵枢·师传》曰："入国问俗，入家问讳，上堂问礼，临病患问所便。"我觉得老师的问诊非常细致，看似与患者的疾病毫不相关，但又与患者的症状缘由密不可分，整个问诊环节好比是精心设计的艺术品，难以复制。

首先，老师问我们吴大爷与哪位患者相似，我觉得应该是与那位从湛江来看咳嗽的患者类似，因为老师开的两个处方比较类似，而且这两位患者有很多共同特点：老年人群，形体偏胖，脸色很差，讲话有气无力，声音低沉，吴大爷是动不动就感冒，那位阿姨是动不动就咳嗽，由此可以粗略判断，两位患者的病因病机类似。我在想，老师当时提问估计是在判断我们会不会"看人"，中医重视"看人"，即看精、气、神，西医重视看病，但中医看的是生病的人，要想真正成为一名合格的中医，应该学会如何看生病的人，而不是纠结于那些疾病的病名。

其次，老师见到吴大爷后为什么没有先问他哪里不舒服，而是问他是否经常去白云山。也许在别人看来仅仅是"闲聊"，但在老师的门诊绝对不会出现与病症无关的所谓的"闲聊"。我想，此时为立冬，虽然白天阳光明媚，但是秋末之凉燥仍在，早晚温差较大，晨起时秋风阵阵，尽管散步是很好的锻炼方式，但是吴大爷却选择了一天当中寒气最盛的时间段散步，吸收不了自然界的阳气，容易受风受寒。那老师为什么会问是否去白云山，难道老师就是这么神，一看患者就能知道是否去白云山散步？当然不是！或许是因为广州人很喜欢白云山。但是白云山比市中心的那几个公园海拔更高，气温更低，阴寒之气更甚。

再次，老师又聊到平时是否喜欢煲甘蔗之类的汤。这其实与岭南地区的独特饮食习惯密切相关，岭南膳食文化中镕铸着中医药文化，历史悠久，非常注重食疗，岭南地区的家家户户至今仍爱做药膳。

最后，立冬至，岭南地区有一个"迎冬补冬"的民俗特点，汕头人还少不了甘蔗，潮汕地区的谚语说："立冬食蔗齿不痛。"据说在这一天吃了甘蔗可以保护牙齿，也有滋补的功效。除了吃甘蔗之外，岭南有些地方还保持着吃"香饭"的习俗，即在立冬日用花生、蘑菇、板栗、虾仁、红萝卜等做成的炒饭。潮汕地区的谚语说："十月十吃炯饭。"

其实，吴大爷的粤语不是很好，时不时带有潮汕口音，老师估计因为两位老人家是潮汕人，而且这个年纪的人不会像现在的年轻人一样，过着西方人的节日，吃着西餐，而是很好地传承民俗文化。记得我刚来广州的第一年，老师一直跟我说，尽快学会粤语，多跟广州人聊天，要想看好病，一定得先知道当地人的饮食习惯。他还再三叮嘱，以后回北方当医生，如果还是用这些方法去治疗，就会收效不显甚至无效。我想吴大爷年过七旬，一方面，脾胃功能本来就逐渐衰弱，吃多了炒香饭会增加脾胃负担，影响脾胃的正常工作；另一方面，甘蔗类的汤品喝多了，易损伤脾阳。

当患者的一些症状反反复复出现时，医生的问诊一定要详细，避免失治和误治，找出病症出现的根源，找到了就是专家，找不到永远都治不好，别看是小小的感冒，有些感冒就是不好治，应该说是医生不会治。无论从事哪一个专科，每位医生的行医历程中肯定会遇到感冒患者，即使门诊中遇不到感冒患者，亲朋好友或自己总会感冒一次吧！我觉得我身边的很多同学，包括我在内，人生中开的第一个处方，大部分是以教材或某些医案作为参考开出来的，套上最接近的证型，或许有效，或许无效，这种不叫辨证开方，而是有技巧的复制粘贴。

我当年也学习了中医诊断学，怎么一遇到患者，就头脑一片空白呢？我们的患者永远不会按照书本生病。

接下来聊一聊问诊技巧。反复强调问诊是因为它实在是太重要了。当时，吴大爷是这么描述病情的：他一进来就问老师，感冒为啥老不好？吴大爷先给自己下了个诊断——感冒。

这时我又想起今年夏天老师在研究生论坛中说的一句话："作为一名医生，永远不能跟着患者走，不能患者说什么就是什么……"若是跟着吴大爷的思路，按照感冒本应该出现的症状去提问，结局一定会是辨证有误，从而影响疗效。其实不少患者对感冒的理解是有误的，有些人认为鼻塞流涕、打喷嚏、着凉可能是感冒，有些人认为流清涕、头痛可能是感冒，有些人认为突然出现咽痛、咳嗽、鼻塞可能是感冒，有些人认为怕冷怕风、肌肉酸痛可能是感冒，有些人认为疲倦乏力、浑身不舒服、腹泻可能是感冒，等等。

此外，很多患者在描述病情的时候分不清楚主次，虽然吴大爷是因反复感冒就诊，但是老师还问了可能出现的其他症状，如平时是否容易出汗。我们不仅要关注患者的主诉，还要通过问诊，不断地去引导患者。

继续谈一谈吴大爷对前期治疗的自我疗效评估，好了不到几天又开始感冒，那么怎么样才算是好？感冒治好了会是一种什么情况，那些症状完全消失后，是否再也不会出现？对于吴大爷而言，今天好了，明天又感冒了，这种情况我们不能认为是好了，那么前期治疗是哪里出问题了呢？

　　上述情况还是要从源头说起，感冒初期常由受风受寒导致，多数患者出现鼻塞、流涕、打喷嚏或伴有咳嗽、头痛、肌肉酸痛等症状。但是由于每个人的体质不同或感受邪气的程度不同，就会出现不同的表现。有时候只是受了风，有时候是风邪兼夹寒邪来光顾，有时候是风邪郁闭在里化热……失治、误治会导致邪气变得很复杂。我经常在门诊看到一些患者，他们总是问老师，自己到底是寒还是热，其实我个人觉得这个问题并不好回答，因为人体在不断地变化，有可能是六分寒两分热两分风，也有可能是虚实夹杂、寒热错杂等。

　　老师经常说，患者一进来，他的望诊就已完成。我记得吴大爷形厚，脸色㿠白，唇色偏白，讲话声音也比较低沉。通过简单的望诊，我找到了部分气虚的证据。

　　吴大爷前期的治疗中有西药也有中药，还尝试过不少偏方，有些是治疗方向不对，有些是大方向对了，但错就错在过度治疗。中医在消灭这些症状的时候并不是惨不忍睹的打打杀杀，而是注重寻找一种平衡，想必吴大爷被感冒困扰了很久，病久就会着急，总想把它压住，所以每次治疗都是重在祛邪和攻邪，邪气是去了，但是伤到了正气，严重破坏了原本需要维持的平衡，等下一次变天了，风邪、寒邪就会乘虚而入。吴大爷的感冒主要是气虚导致的，气虚则卫表不固，各种邪气容易入侵。很多时候患者一出现感冒的症状，我们就考虑邪气有多盛，一心想着祛邪，而往往忽略了本质问题。这时候如果光顾着那几分邪气，那么收效必然甚微甚至无效。治疗方面，老师并没有使用太多祛邪的药物，而是在补肺气的同时兼疏风散寒，如果单纯使用过多的疏风散寒之品则容易泄气，气不固，再怎么祛邪都是没用的。

三、理清药性，严谨配伍，治养结合

　　老师说要想辨证准确无误，平时就要多背中药、方剂，库存不仅要多而且要不断更新。接下来的治疗方案很清晰，吴大爷为气虚体质，当然要补气。但是这一环节并不简单，因为不能仅依赖于书本里面的几种方剂，更多的是需要临床实践的积累。补气类的药物很多，如何挑选吴大爷专属的补气药呢？要用人参、党参还是黄芪呢？

　　补气药多数属于阳性，而患者体质属阴，可以益气生津。人参为大补元气之要药，扶阳益阴之良品，能补脾益肺，但是价格稍贵，且对于吴大爷这种情况并非最佳选择。

　　党参味甘，性平，《本草正义》言："党参力能补脾养胃，润肺生津，健运中气，本与人参不甚相远。其尤可贵者，则健脾运而不燥，滋胃阴而不湿，润肺而不犯寒凉，养血而不偏滋腻，鼓舞清阳，振动中气，而无刚燥之弊。"党参的功效与人参类似，虽然作用较弱，但是价格较低，很多时候能够替代人参，不腻不燥，专补脾肺而益气，偏于阴而补中，看似适合吴大爷，但吴大爷当下兼夹脾虚食滞，又不方便复诊，吃三四天还好，连续吃一个星期显然不适合。

黄芪味甘，性温，补气升阳，走表入里，走而不守，虽补气之力不能与党参、人参相比，但补气而实表，能帮助吴大爷构建好一堵"防护墙"，似乎非常适合吴大爷。但是老师并没有用黄芪，我想，老师应该是考虑到气候、体质等因素，虽然此时已立冬，但秋末之燥仍在，气温偏高，此时黄芪虽能温阳补气，但如果把握不好用量则会提气，随后会出现因提气导致的咳嗽不断。

老师给吴大爷选的是补气药中的一味清补之品——太子参。太子参始载于清代吴仪洛的《本草从新》："太子参，大补元气，虽甚细如参条，短紧坚实，而有芦纹，其力不下大参。"太子参味甘、微苦，性平，入脾、肺经，具有益气健脾、生津润肺之功效。据传清代江南名医被延请入宫为太子治疗痰火之证（相当于急性肺炎）。痰火为实邪之证，应该使用清热化痰、祛邪外出的治法。但太子身体非常虚弱，前医都用了人参，人参虽能补虚，但会滞留痰火，是不宜使用的。可是处方经过了太医院与太后的审核，不用人参是行不通的。江南名医事先了解了情况，想出了一个替代的方法——用太子参替代人参。

除了补气药以外，处方里还有几分祛邪的紫苏叶、防风等疏风散寒之品，以及少量的止咳药，佐以陈皮、炒麦芽等健脾化痰止咳、消食导滞之品。老师的处方组成，配伍严谨，主次分明，并没有大量使用疏风散寒的药物，因为这类药物一旦用量大了就会泄气。在解决主要矛盾——气虚的问题上，老师并没有使用大量的补气药；在脾虚食滞的问题上，老师也非常讲究，使用了陈皮与炒麦芽，也许不少人会怀疑如此精简的处方是否能治病，但吴大爷服用了七天，再配合一些药膳，并且纠正了其日常调护方法，随后一年都没有出现鼻塞流涕、打喷嚏、咳嗽等症状。

除了看病开方，老师还非常重视日常调护，治养结合。我还记得老师开完处方后嘱咐吴大爷一定要注意保暖，因为吴大爷的日常调护没做到位。大家可能觉得这很简单，老人家经常感冒，注意保暖是理所当然的事，但是真正能做到且懂得保暖的人，我觉得门诊中只有四分之一的患者。因为我们对保暖的理解局限于衣服的厚度，吴大爷那时候里三层外三层，穿得非常厚，但老师说的注意保暖不仅是衣服的厚度，还包括衣服的材质、款式等。吴大爷穿着针织马甲，虽然能保暖，但是不挡风；另外吴大爷穿的是V字领，刚好露出脖子，这样又容易受风寒。吴大爷还喜欢晨起后在寒气盛的时候散步，这也是他必须纠正的不良习惯。散步是很好，但是把握好散步的最佳时间才是关键。立冬后最好在上午十点以后开始进行户外活动，多晒午后的阳光，因为此时自然界的阳气最旺，要是有些老人家不方便外出，也可以在自家的阳台上晒太阳，吸收自然界的阳气。

这看似只是一个不起眼的感冒，但我个人觉得能治好感冒并非一件简单的事情，尤其是吴大爷这类老年人的气虚感冒，更考验一个医生的功底，因此老师反复强调一定要学会"看人"。

四、邪之来去，必有其道

　　刚踏出校门的"医学小白"经常会遇到风寒或风热感冒，看似很好辨别的风寒证与风热证其实并不是精准的辨证，要祛邪先要认清病邪出入人体的通道，一般分为病邪来路和病邪出路。所以当一个患者处于感冒状态时，我们要知道是正气虚在先还是邪气盛在先。当正气虚时，风寒或风热或二者兼夹他邪侵入人体，这时候一般是邪气最为猖狂的阶段，治疗时要将扶助正气与祛邪的力度把握好，使邪有路可出；或者根据邪气之盛衰，加以扶助正气，使邪无路可进，但是这一场"战争"需要一定的临床积累。《幼科铁镜》曰："治病不可开门揖盗，若脏腑有虚，外虽伤感，误为表散分利，惹来别症，是谓开门揖盗。"意思就是本来脏腑虚弱，正气往外推动邪气的力量减少，这时候过度使用祛邪药，如发散类药物，会使正气更虚，因此要把握好"扶"与"攻"的力度，使人体脏腑气血平衡而痊愈。

　　当我们感冒后有了病邪，却不考虑邪从何处而去，只想着怎么去"攻击"邪气，即便这场仗打得漂亮，不久也会出现他症，如感冒后咳嗽不断、久咳不愈出现肺炎等。老师总是说："不能只看眼前的这几个症状，也不能停留于就诊之际的病因病机，要有远见，懂得疾病传变，懂得变易之道。"

感冒一证虽为常见疾病，但其背后的学问很多，疾病不是某个人给你精心设计的一个局，也不是统一标准化的机械产物，我们通过书本认识到的疾病都有一定的局限性，要多从临床中慢慢总结经验，不断感悟中医的奇妙之处，学会融会贯通，增加对当下病机及传变病机判断的可靠性。

第二章

治咳不离乎肺，
不限于肺，
治其因则病自愈

2014年7月23日
大暑

一、咳嗽频频颇苦恼，自拟方药未奏效

　　一周前就已经进入了大暑，"大者，乃炎热之极也"，这时的暑湿熏蒸是一年之中最盛的时期。广州的天气又热又闷，让人感觉像是在蒸笼里一样，十分难受。躲避高温、戏水纳凉、进食生冷成为人们日常生活中必不可少的环节，我当然也不例外。身为学生的我，宿舍是没有空调的，晚上把电风扇调到最大，呼呼地转动着，送来一丝丝凉风，再配一罐冰冻的雪碧，透心凉。

　　六天前我值完夜班，在医院附近吃了酸辣粉后，回到宿舍补觉，一觉醒来，开始喉咙痛，连吞口水都痛，还稍微有些咳嗽、鼻塞，自己看了看舌头，微微发红。"我这肯定是因为吃了辛辣的食物，又感受风热所引起的呢！"我在心里给自己辨好了证，开了个方："风热犯肺，吃银翘散，肯定错不了。"于是我赶忙去买了一剂银翘散，煲好后立即服下。

　　我本以为会药到病除，却没想到仅仅一剂银翘散就让我的症状有了很大的转变。我开始剧烈咳嗽，不仅喉咙痛，还出现了喉咙痒，一讲话就痒，然后咳嗽不止，晚上更会咳醒，吹风扇咳嗽就加重，不吹风扇又满身大汗，还流清涕，打喷嚏，很是难受。

　　"银翘散具有辛凉透表、清热解毒的功效，为什么我服用

后喉咙痛、咳嗽非但没有改善，还出现了其他的不舒服呢？"
我百思不得其解，于是打开跟诊的笔记本，把以前老师治疗咳
嗽患者的资料汇聚在一起，琢磨了一会，老师的处方也都是一
些很寻常的药物，为什么老师治疗患者的效果那么好，我却不
行呢？我寻思，是不是因为我睡觉的时候吹了风扇，所以其实
受的是风寒，只是一时间风寒的症状还没有那么明显，然而
到了晚上，症状却慢慢显现出来了呢？加之我又吃了辛辣的
食物，胃中有热，"咽为胃之关"，所以会喉咙痛。我得意扬
扬地认为自己寻到了病根，便开了些解表通窍的药物，包括荆
芥穗、防风、羌活、苍耳子，辅以疏风止咳的止嗽散，再加点
清利咽喉的药物，如土牛膝、牛蒡子，便又去买了三剂药。三
剂药都服下后，我的喉咙痛症状消失了，流鼻涕、打喷嚏也好
了很多，但咳嗽却依旧止不住。这究竟是怎么回事呢？问题出
在哪里了呢？我百思不得其解，也不敢再给自己开方了。

二、咳嗽为病，有自外而入者，有自内而发者

"咳，咳，咳……"我一进老师的诊室，空调的冷空气
就袭来，一阵咳嗽又起，好一会儿才止住。于是我赶忙戴上口
罩，以免传染给其他师兄师姐。我默默地坐在老师身旁，不敢

讲话，怕一讲话就会咳嗽，影响老师看诊。

"咳，咳，咳……"忽然又一阵咳嗽声传入耳朵，一位患者在老师对面坐下，刚讲了句"德叔"，就开始咳嗽起来。我也紧跟着又开始咳嗽，咳嗽声在诊室内此起彼伏。等到咳嗽声都止住了，老师才开始讲话，看着我问道："听了这么久一阵咳嗽，有没有什么心得？有没有听出你的咳嗽和陈伯的咳嗽的相同点和不同点在哪里？"

"咳嗽声音都挺洪亮，清脆，都是阵发性咳嗽。"我回忆了一下便回答出来。

"这些都对，但是还有最关键的一点你却没有注意到。你的咳声虽然清脆，但还是带有一丝鼻音，是外邪还没有祛除干净引起的；陈伯的咳声虽然洪亮，但是到尾声的时候，却有一点提不起气的感觉，这是咳嗽已久，肺气不足，接续不了引起的。"

我跟着老师一起看了那么多咳嗽的患者，也关注过咳嗽的声音，却实在没有注意到这么细枝末节之处。当我还在回味老师所讲的话，却又听到老师问我："你再看看陈伯的面色，猜一猜他都有什么不舒服？"

这可把我给难住了，患者的症状还可以用猜的啊？我赶紧瞅了一眼电脑上陈伯的年龄，和刚刚被输进电脑里面的症状："陈伯，六十一岁，反复咳嗽十余年，咳白稀痰，量多，平时怕冷，受风寒后及讲话时容易诱发咳嗽，胃口一般，夜尿每晚两次……"这已经很全面了，就单看面色，还能有其他什么好补充的呢？

老师不等我开口，就自己讲了起来："陈伯的面色偏黄，有黑眼圈，有点没精打采，一看就是肺脾肾阳气不足的模样。天气这么热，我们穿短袖都嫌热，陈伯却还穿了一件薄外套，更加印证了这一点，接下来的重点肯定就是弄清楚他的肺脾肾虚到了什么程度。不同程度的虚损，对于选择不同的方法和药物也会产生很大的差别。比如肺气虚相关的症状，有没有出汗多，受凉后容易流鼻涕、打喷嚏；脾胃虚相关的症状，有没有腹泻、腹痛；肾阳不足相关的症状，有没有腰膝酸软等。你回去后要从这些细微之处揣摩，对比不同情况下用药的区别，这样学到的知识，才更受用。"

陈伯惊讶地张开了口，应和老师："对啊，您刚才说的那些症状我都有。天气冷的时候我都会出很多汗，更别说这种天气了。现在这么热我也动不动就会流鼻涕、打喷嚏，就像感冒了一样，还经常会拉肚子，吃点水果、喝点汤都会拉。岁月不饶人啊，年纪大了，身体也差了。"

"你少喝点祛湿茶、冬瓜汤、白茅根汤、莲子百合汤、薏米红豆汤，少吃点西瓜，就不会这样了。"老师又开口说中了陈伯的日常饮食习惯。老师常告诉我们，一方水土养一方人。岭南被称作"炎方"，全年的气温都比较高，湿气也重，岭南人多数都会脾胃比较薄弱，容易被湿邪困扰，所以街头巷尾都会有凉茶店，卖各种各样的祛湿茶，效果也都不错，深受岭南人的喜爱。岭南的夏天暑湿更重，人们总会觉得自己也是湿热重，喜欢煲一些清热祛湿的茶、汤品，或者在街头买一些祛湿茶喝，认为这是养生的必需品，陈伯也有这样的饮食习惯。

在多数人看来习以为常的饮食习惯，陈伯却是受不了的，这与陈伯的体质特点密切相关。陈伯反复咳嗽十余年，自然是耗损了肺气；"肺为脾之母"，肺受病累，常会影响其子，让脾胃变得虚弱。强健的脾胃不怕清热祛湿的食物，但虚弱的脾胃却怕极了这些，这样的食物让陈伯的脾胃严重"超载"，阳气被过度消耗，化不了这些寒湿的食物，加重肺脾阳气的消耗；肾阳为一身阳气之本，"五脏之阳气，非此不能发"，肺脾阳气的长时间虚弱，会使肾阳也受到拖累，这就形成了陈伯肺脾肾阳气不足的体质特点。

中医治病强调的是因人而异，一定要顾及患者的体质特点，辨证论治，切不可简单地对症治疗。所以，老师在治疗陈伯时，将重点放在了补脏腑之虚损上："肺为贮痰之器，脾为生痰之源，肾为生痰之本。"肺脾肾阴阳恢复平衡，咳嗽自然就会好。老师口述处方："陈皮、法半夏、党参、巴戟天、黄精、山药……"他还特地叮嘱陈伯不要再饮那些清热祛湿的汤品、茶。

等到门诊结束，老师给我开了另一个处方："防风、紫苏叶、紫菀、杏仁、太子参、神曲、乌梅……"这是完完全全的另一种思路，却都是极其常见的中药。最常见的疾病——咳嗽，让我几乎投降。老师给我布置了作业：好好分析陈伯和我咳嗽的辨证论治区别到底在哪里？

三、五脏六腑皆令人咳，治当知其因，审其所属

作为一名呼吸内科医生，最常见到的症状就是咳嗽。搞不定这个症状，挫败感就会如影随形。咳嗽就像一个滑不溜秋的泥鳅，任你七十二般武艺，也很难一招抓住它。如何一击即中，就是呼吸内科医生的本领所在，也是需要一直学习和实践的。治疗咳嗽，千万不能只关注咳嗽本身，更多的时候应该放眼探寻咳嗽背后的种种原因，找到罪魁祸首，才能一击即中。背后的种种原因，既包括外界和人体内部的邪气，五脏六腑的功能，也包括日常的饮食、生活习惯，以及其所造就的体质特点等。

老师总是不厌其烦地跟我反复强调辨证的重要性，对于咳嗽尤其如此。咳嗽症状虽然常见，但是兼夹症状也很多。医生常需要像侦探一样，从望闻问切所得到的细枝末节的症状中，梳理出它们之间千丝万缕的联系，再推测出引起这一系列症状的根本原因。正如《医宗金鉴·四诊心法要诀》中所说："望以目察，闻以耳占，问以言审，切以指参。明斯诊道，识病根源，能合色脉，可以万全。"一个患者过来看病，还未出现在诊室，声音已经传入，这时医生就已经按了收集症状的启动键，这就是闻诊；随着患者进入诊室，坐下，开始诉苦，医

生询问症状，望诊、问诊也逐渐登台；医生再用手指感觉脉搏跳动、患者的某些患病部位特征，这就是切诊。但像我们这类刚进入临床的医生，常常以问诊为主，从而忽略了很多重要信息，导致了解病情不全面，不能准确地辨明证型。临床中四诊必须合参运用，才能最全面地收集病情资料。这就是老师为什么让我仔细听咳声、看患者面色的原因。

就拿陈伯和我的咳嗽来说，我是因为外感邪气而引起的咳嗽，起初出现咽痛、鼻塞、咳嗽、舌头偏红等症状，是很明显的风热外感征象，多数人也许和我一样，看到这里，就此打住。其实到这里都是只看到了表象，而忽略了我的体质特点和生活、饮食习惯。对于平素体质强健的人来说，一剂银翘散或许可以药到病除，但我贪凉，又时常熬夜，肺脾的阳气相对较弱，这次起病前又熬了夜，疲惫不堪时却去喝冰冷饮料、吃辛辣食物、吹电风扇，多种因素共同作用，让我的阳气被郁滞在体内，和没有被化掉的辛辣食物裹挟在一起化了热，所以引起咽痛、舌红；但是我体表的阳气却不足，其被糟糕的饮食和生活习惯所损伤，让我体表的"防护墙"变弱，此时，"防护墙"虽薄弱，但勉强还可以抵御外邪，所以只是有轻微的鼻塞，并没有很严重的外感症状。可是，当一剂银翘散下去后，彻底把我体表薄弱的"防护墙"敲出一个洞，外邪便乘虚而入，把本该被清掉的热邪裹挟起来，所以不仅咽痛症状未见改善，而且新增了风寒症状，咳嗽声音也随之发生变化。

我后来虽服了疏风解表、宣通鼻窍、清利咽喉的药物，但却没有把握好力度，疏风解表力度过大，让本就有破洞的"防护墙"破洞更多，药物虽然不停地将邪气朝外驱赶，但邪气仍然会从其他破洞中继续涌入，所以咳嗽没有被我治好。老师与我的不同之处在于他看到了我所没有看到的"防护墙"上出现的破洞。老师在给我治疗时，除了用防风、紫苏叶、紫菀、杏仁驱赶外敌外，还用太子参、神曲、乌梅加固了"防护墙"。所以服用了老师的一剂中药后，我的咳嗽就止住了。

老师在治疗像我这类感冒后咳嗽且阳气偏弱的患者，常会避免使用荆芥穗、柴胡、羌活等疏风解表力度较强的药物，防止疏散太过反招邪气；也会避免使用蝉蜕、全蝎、地龙等虫类药，防止引起过敏加重咳嗽。他常会疏、敛结合，在祛除邪气的同时，为防止疏散太过而加用乌梅、五味子等酸味药，以收敛正气，保护"防护墙"；他也常使用党参、太子参、黄芪等扶正补气，加固"防护墙"，彻底断了邪气进入的路。若饮食积滞，常会导致脾胃虚弱，引起肺气不足，所以若有饮食积滞，常会加神曲消食和胃。

而陈伯咳嗽了十余年，最初引起咳嗽的原因已经记不清了，既往做过各种检查，排除了哮喘、慢性阻塞性肺疾病（慢阻肺）和其他可以引起慢性咳嗽的疾病，但咳嗽就是反复不愈，这是为什么呢？我粗略翻看了一下陈伯以前的病历，可以发现几乎各种各样的治疗方案都被用过了，比如抗生素、激素、抗过敏及提高免疫的药物，疏风解痉止咳的荆芥穗、僵蚕、全蝎等，清热化痰止咳的黄芩、石膏等，温肺止咳的橘红、细辛、干姜等，扶正补虚的大枣、炙甘草、党参等。部分治疗方案也有健脾补肺的药物，可依旧未奏效，或暂时有改善，但稍微饮食不注意，或者天气变化，咳嗽就又复发了。

其实，陈伯反复咳嗽的原因有两个，一是探寻疾病之本，却未深入到肾阳不足这一层，肾阳不足，会逐渐消耗补起来的肺脾之气，若是受了风寒，就加快了肺脾阳气的消耗；二是饮食中存在误区，这也是最重要的一点，各种清热渗湿的药膳及蔬果，不仅不能起到养生的作用，反而加重了阳气的亏损。既往治疗时培补起来的阳气，远远供应不了各种消耗，咳嗽肯定是好不了的。

老师在治疗时不仅同时兼顾肺脾肾，而且不忘叮嘱陈伯改变饮食生活习惯，既增强了自身的阳气，也停止了慢性消耗。老师温补陈伯这类肺脾肾不足的患者，也是很有讲究的。在问诊时不只是满足于简单地判别出肺脾肾三脏是否虚损，而是追根寻底，探查出三脏虚损到什么程度，也是为选方用药做铺垫。若肺气虚甚，汗液易泄，补气时即不可使用升提之品，防止逼迫汗液外泄，损伤津液阳气，所以治疗之初常会选用太子参、党参、黄精等平和之品。若脾胃虚甚，运化功能大大减弱，常腹痛、腹泻，则选择温阳之品时不可太过燥烈，防止温补太过，虚不受补，反生邪热；应分阶段温阳，第一阶段以巴戟天、菟丝子、桑寄生等平和之品温补阳气；第二阶段待脾胃运化功能恢复，再逐渐加大力度，使用桂枝、附子、肉桂之品，但也应点到即止，《脾胃论》曰："火与元气不两立，一胜则一负。"切不可让无法各归其位的阳气变为耗损元气的邪热。经过两个多月的治疗，陈伯便痊愈了。

《素问·咳论篇》言："五脏六腑皆令人咳，非独肺也。"千万不要小看咳嗽，虽然咳嗽只是一个症状，但是引起咳嗽的原因却有千般。在学习咳嗽的辨证论治时，一定要从深层次剖析，抓住每一条线索。

四、知咳嗽病势之"变"，当先明咳嗽发病之理

咳嗽起初多数是外邪主导侵入人体之后而发病，病位的深浅，病邪的寒热，进入到人体之后会动态变化，一般发病规则是由浅入深、从表到里，但也会有意外发生，当邪气比较猖狂的时候直接入里，传变很快，来势凶猛。老师平时看过很多咳嗽患者，尤其是由外感到内伤咳嗽之变，若能预判其疗效，巧妙把握病邪之变的关键，就会事半功倍，缩短病程。

刚从事临床的"医学小白"们往往在见咳止咳上下功夫，如风寒咳嗽，重点在祛风散寒止咳，风热咳嗽，重点在疏风解表、清热止咳，看似可行，但仅用这一套思路来辨证治疗咳嗽，基本打不了胜仗。见咳止咳也是人们看病的老套路，也有人尝到了甜头，但我相信不会持久，因为并没有看透咳嗽之

理。我们要将患者提供的线索贯穿起来，即便是风寒咳嗽也要看是谁，什么时候，当下是什么咳法，风多重，寒多重，是否夹有他邪，当下辨证开方服药后未来三天病邪会如何变化，用药是否能压住病邪，通过驱赶方式是否让邪有路可出，邪之出路是否会给他邪提供一个随意进出的通路等，都是需要我们在辨证的时候考虑的问题，当我们把握病势之辨，看透病机之变，才能理清辨证治疗思路。病势之辨是以临床症状为客观对象，根据症状的变化形式分析疾病的动态特征，也是"医学小白"的缺乏之技，一定要用动态变化的思维去看清楚当下之证。

第三章

哮喘病根深久难猝除，临证用药配伍善通变

2012年1月6日
小寒

一、哮喘之疾，犯则连绵不已

　　进入一月，冷空气频繁南下，气温也逐渐下降，虽然广州的天气没有像北方那样寒冷，但是已步入小寒，走在路上，时不时迎面吹来一阵寒风，让人瑟瑟发抖，用"小寒时处二三九，天寒地冻冷到抖"来形容十分贴切。来到诊室后，我终于感觉暖和些了。

　　今天的第一位患者是来自山东的一位大姐，她一进诊室就气喘吁吁、满头大汗，而且还用手巾不停地擦汗。我想："这南方的冬天虽然不冷，但也不至于这么热吧？"她好像十分赶时间，坐下后立即拿出一沓病历资料，上气不接下气，火急火燎地开始讲述自己的病情。见此，老师就面带微笑地对她说："年轻人，不要急，讲话讲慢点，先深呼一口气……"让她先放轻松。

　　原来这位大姐并不是因为赶着过来才气喘吁吁的，而是已经患有哮喘十余年了，平时稍微走几步楼梯就会气喘，甚至每走一步就会气喘，每一步都要缓一缓，经常觉得呼吸困难、胸中憋闷、出冷汗，晚上也不能平躺着睡觉，夜间还有咳嗽、咳痰，喉间还可闻及痰鸣音。这十余年规律使用解痉平喘类药物，如布地奈德福莫特罗粉吸入剂、孟鲁司特钠等，但是病情还是没有得到很好的控制，经常因为气喘发作住院治疗，近年来，每年至少发作两三次，且每一次都要打吊针，想想都可怕。

接着，老师又问："不着急，慢慢讲，以前有没有得过鼻炎或是经常咳嗽？"那位大姐连连点头，说道："张医生，您怎么知道的呀？我从小就有鼻炎，经常鼻塞、流涕、鼻子痒、眼睛痒，吃点抗过敏药会好一些，就因为这个鼻炎，还吃了不少提高免疫力的保健品，但是都没法根治，鼻炎嘛，我觉得还算好，只要能把哮喘控制住，其他都不是什么问题。"

当大姐伸出手给老师搭脉的时候，我看到她的手上有很多针眼，局部皮肤还有瘀青，大姐摇摇头，唉声叹气地说道："这就是年后哮喘发作住院治疗时，打了好多吊瓶，您看，真的很痛苦。"

老师说："没事的，放心，交给我们，我们争取这半年不要住院！"

大姐又开始聊起去年怀孕十二周的时候得了重感冒，虽然感冒好了，但是突然有一天晚上睡觉的时候感到呼吸困难，有窒息感，还叫了120去医院，当时就诊断为支气管哮喘。然而，这只是噩梦的开始，一开始做了几次雾化治疗，还是有效果的。但是因为当时怀有身孕，她的内心很纠结，虽然吸一口激素就会舒服一些，但是担心宝宝会受激素的影响。当时一到晚上就气喘加重，不能平卧，但又不想用激素，很多个夜晚都是坐在沙发上看着外面的天空一点点变亮。本以为生了宝宝后，终于可以用激素控制了，但是哮喘还是反复发作，哺乳期间就发作了三四次，而且每次哮喘发作都要去医院打吊针，一打就是五六天。从那之后体质也变差了，容易感冒、发烧，甚至还得过败血症。在老家也看了不少中医，起初貌似有效，但是不久后又会反复，这一次是专程搭飞机来找老师看病的。

"张医生，您一定要救救我呀，我想着这边天气暖和一点，会不会对治疗哮喘有帮助。我打算在这里住几个月，房子都租好了，这边的冬天暖和一些，但是刚才路过五羊新村那边的天桥时，那里有很多鲜花，我又开始狂打喷嚏、胸闷、气喘。来医院的路上有一家鲜花店，我闻到花香更难受了。"大姐说完后，一边叹气一边摇头。老师翻阅完她的病历资料后抬起头，用坚定的眼神注视着她说："别担心，我会用中药帮你逐渐稳定哮喘，减少激素的用量。"大姐松了口气，开心地说："好，我相信您，张医生。"

二、未发以扶正气为主，既发以攻邪气为急

中医认为哮喘病的宿根是痰伏于肺，《症因脉治》云："哮病之因，痰饮留伏，结成窠臼，潜伏于内，偶有七情之犯，饮食之伤，或外有时令之风寒，束其肌表，则哮喘之症作矣。"所以治疗哮喘离不开治痰。

　　老师看了一下大姐的病历资料，顺便递给我，让我看看都
用过哪些中药方，我一眼望过去，几乎都是宣肺平喘加清肺化
痰之品，多数都是"过度治疗"的模式，而忽略了这位生病
的大姐本人。她的确是咳痰比较多，喉间还可闻及痰鸣音，而
且痰又黄又黏，但是需要特别注意的一点是她的形体偏胖，面
色㿠白，是易生痰湿的体质，加上舌苔可见剥脱苔，为痰浊未
化、正气已伤之象。痰伏于肺，一旦出现外邪侵袭、体虚劳倦
等诱因就会触发，导致痰阻气道，影响肺的宣发肃降功能。

　　接下来就是辨别邪正的虚实，到底是邪实还是正虚，孰
轻孰重。这样才能更好地确定治法，"未发以扶正气为主，既
发以攻邪气为急"。虽然这位患者病程已久，但是现在还是处
于发作期，气喘比较明显，甚至夜不能寐、胸闷、呼吸困难，
所以治法还是以攻邪为主。对于发作期，书上将其分为三个证
型：冷哮证、热哮证和寒包热哮证。这位患者主要是风寒之邪
侵袭皮毛，内合于肺，肺失宣降所致。但细看她的症状，似乎
寒热之象并不像书上写得那么明显。虽然从痰的情况入手，颜
色偏黄、质地较黏是热象，但是从舌象上来看，舌质淡红，舌
苔薄白，部分可见剥脱苔，未见明显热象。

　　"蜜麻黄、橘红、细辛、法半夏、浙贝母、蜜枇杷叶、射
干、紫苏子等温肺散寒，化痰止咳。"听着老师口中念道的药
物和治法，与书中提到的寒包热哮证的治法有类似之处，但同
中有异。寒包热哮证着重解表散寒，而老师则在解表散寒的同
时更侧重温通以散肺之寒邪。相比之下，清化痰热的治法似乎

并没有像书上那样，运用性大寒的石膏以清泄肺热。再者，患者的咳嗽以夜间为主，而气喘也因风寒更甚，为肺寒之象，肺寒本属阳虚，且患者之前使用了比较长时间的激素和抗生素，损伤了体内的阳气，阳虚生外寒，故阳虚是肺寒之因，所以治疗上还需兼顾治本。

突然，老师看了一下我们，问道："你们知道这位患者的喘有什么特点吗？"我望了望患者，好像没有什么特别之处，和平时遇到的哮喘患者差不多。老师接着讲道："看来你们刚刚没有留心听她讲话，她讲话的时候不仅有喘，而且每一句话都要喘几口气、断断续续地讲。"随后老师又说出了一味药——桑椹。这味药可以补肾纳气，这时我才明白老师的用意。

虽然说哮喘病发作期以邪实为主，但仍存在正虚。痰为标，五脏不足为本。对于这位患者，五脏不足，主要在肺脾肾脏。肺为气之主，肾为气之根，哮病日久，肺虚及肾，肾的摄纳失常，肾不纳气，故气机上逆更甚，从而加重气喘的症状。像这位山东大姐，上气不接下气，连完整的一句话都讲不完，是肾不纳气的表现。

"蜜麻黄、橘红、细辛、法半夏、浙贝母、蜜枇杷叶、射干、紫苏子、炒麦芽、菟丝子、五味子……温肺散寒，止咳化痰，调脾补肾。"老师不断地重复着，似乎在斟酌最后一味药，"够不够呢？要不要加呢？还是加吧！北沙参！"处方终于开完了。但是最后一味药好像和"温肺散寒，止咳化痰，调脾补肾"的治法没有多大联系，这味药应该是起到养阴润燥的作用，让我十分疑惑。但是我发现今天好像除了这位患者，还有几位患者也用到了这味药。我回去想了想，并仔细查阅了之前的笔记，发现老师之前会在最后开性味偏凉的药来制约前面性味偏温的药。而且肺为娇脏，性喜濡润，不耐寒热，加上小寒时天气干冷，故因时制宜，加北沙参来润肺。

这位山东的患者一周后来复诊，她一进诊室就感觉和之前很不一样，气喘症状比之前缓解了不少。哮喘进入缓解期，本虚更为明显，故治以平调五脏，扶正固本，阴虚者补其阴，阳虚者补其阳，肺虚者补肺，脾虚者健脾，肾虚者益肾，主要以平调体质为主，从温阳益气、固护卫表、调脾补肾出发，进行辨证治疗。所以在后续的治疗中，逐渐减轻化痰的力度，加强温阳益气、固护卫表、调脾补肾的作用。经过三个月的中药治疗，患者逐渐停用沙美特罗替卡松气雾剂、布地奈德福莫特罗粉吸入剂等药，至今都未因哮喘发作而住院治疗。如今患者病情稳定，每隔一两个月过来复诊开药。

三、宣中有降，用药平和，药对效显

临床中有不少患者像那位山东大姐一样，虽然患有支气管哮喘，但同时也患有过敏性鼻炎，故2004年世界变态反应组织正式提出了过敏性鼻炎–哮喘综合征。无论是哮喘还是变应性鼻炎，其病机都离不开肺、脾、肾三脏，且痰饮为标，风邪侵袭为诱发因素。治疗上还是分期论治。发作期以标实为主，故以祛风化痰、通窍定喘为法，可予温化寒痰、燥湿涤痰、清化热痰等药物，缓解期以本虚为要，故以补肺、健脾、益肾为法，气虚者予以温补，阴虚者予以滋养，阳虚者则予以温阳。

支气管哮喘不仅发生在成年人身上，在小儿中也十分常见。我国儿童哮喘患病率逐年上升，哮喘急性发作成为儿科门诊、急诊最常见的急症之一。《小儿药证直诀》中指出，小儿"五脏六腑，成而未全……全而未壮""脏腑柔弱，易虚易实，易寒易热"；明代万全在《育婴家秘》中认为小儿"肺常不足""脾常不足""肾常虚"，小儿的这些生理特点容易引起水湿停聚，化生痰饮，潜伏于肺内，当有外邪引动随即发作，并且小儿肺、脾、肾三脏不足亦是哮喘反复发作的根本原因，故小儿支气管哮喘的中医治疗更重视肺、脾、肾三脏同补，且贯穿哮喘治疗的始终，以益肺固表、健脾化痰、补肾纳气为治法，辅以祛邪平喘。

麻黄是老师比较常用的治疗咳、痰、喘的药物，正如李时珍在《本草纲目》中所言："麻黄乃肺经专药，故治肺病多用之。"蜜麻黄既善于宣通肺气，又长于止咳平喘。《本草正义》指出："麻黄轻清上浮，专疏肺郁，宣泄气机。"关于其用量，老师的常规用量是10克，用了之后大部分患者的气喘症状都会明显减轻。但是也有少数人用了之后会说："虽然气喘是减轻了，但是最近经常觉得心跳得很快。"或者会说："吃了这味中药之后晚上会很有精神，睡不着觉。"当有这些情况的时候，老师会将麻黄的用量减量，而且嘱咐患者煎药的时候要煎得久一点或药量减半，此外，老师向来喜用蜜麻黄。

目前临床及药理研究结果显示，麻黄及其所含麻黄碱具有拟肾上腺素的作用，可以兴奋肾上腺素能神经β1受体，使心率加快，心肌收缩力增强，心排血量增加，发挥正性肌力作用，即"发其阳"的功效。以往也有关于应用麻黄剂治疗心悸的记载，像《金匮要略·惊悸吐衄下血胸满瘀血病脉证治》中提出："心下悸者，半夏麻黄丸主之。"主要是通过麻黄宣通阳气之功，加上半夏行散水气之效，使阳气得布，水饮得化，心悸则止，所以运用麻黄并不一定都会引起心悸心慌。如果出现了心悸心慌的情况，可通过减少用量或是久煮的方法进行预防。在南北朝陶弘景所著的《本草经集注》中有云："先煮一两沸，去上沫，沫令人烦。"可见还可通过"先煎去沫"的煎煮方法来减少心悸的发生。

此外，老师在治疗哮喘的时候有比较常用的药对，像紫苏子和射干、蜜麻黄和瓜蒌子、浙贝母和法半夏、菟丝子和山茱萸等，这些药对各有侧重。紫苏子和射干是常用的降气平喘药对，《药品化义》认为："苏子主降，味辛气香主散，降而且散，故专利郁痰。咳逆则气升，喘急则肺胀，以此下气定喘。膈热则痰壅，痰结则闷痛，以此豁痰散结。"《本草经疏》言："射干，苦能下泄，故善降；兼辛，故善散。故主咳逆上气，喉痹咽痛，不得消息，散结气，胸中邪逆。既降且散，益以微寒，故主食饮大热。"二者虽降，但亦善散，既降上逆之气，又散痰结、胸中邪气。

对于一些咳喘重但又大便干结、难解的患者，在使用蜜麻黄宣肺平喘、止咳化痰的同时，还可以与瓜蒌子配伍使用。通常这一类患者主要是由肺热肠燥引起传导失常，大便不通，正如《本草便读》所云瓜蒌子"润肺清肠，降痰火下行为顺，消瘀涤垢，治结胸上实颇灵，用仁则润滑肠中……"，故瓜蒌子不仅可以加强化痰之力，而且可以起到滑肠通便之效。

"哮病专主于痰。"对于顽痰，法半夏和浙贝母是化痰止咳的常用药对。《本经逢原》指出："半夏，同苍术、茯苓治湿痰；同瓜蒌、黄芩治热痰；同南星、前胡治风痰；同芥子、姜汁治寒痰；惟燥痰宜瓜蒌、贝母，非半夏所能治也。"故两者配伍，互补不足。如果两者要单独使用，就要特别注意。《本草会编》言："俗以半夏性燥有毒，多以贝母代之，贝母乃太阴肺经之药，半夏乃太阴脾经、阳明胃经之药，何可代也。夫咳嗽吐痰，虚劳吐血，或痰中见血，诸郁咽痛喉痹，肺痈，肺痿，痈疽，妇人乳难，此皆贝母为向导，半夏乃禁用之药。若涎者脾之液，美味膏粱炙，皆能生脾胃湿热，故涎化为痰，久则痰火上攻，令人昏愦口噤，偏废僵仆，謇涩不语，生死且夕，自非半夏、南星，曷可治乎？若以贝母代之，则翘首待毙矣。"法半夏性较燥，善入脾、胃经，治脾胃寒湿所生之痰；浙贝母性较润，善入肺经，治阴虚火旺所致之痰，二者的归经、性味各异。

"肺主出气，肾主纳气，阴阳相交，呼吸乃和。"若肾的精气不足，则摄纳失常，气逆于上而喘，故可通过补肾纳气以治疗因肾虚而喘之证。山茱萸"大能收敛元气，振作精神，固涩滑脱……且敛正气而不敛邪气"，可补肾阴；菟丝子"秉天秋平之金气，入手太阴肺经；味辛甘无毒，得地金土二味，入足太阴脾经、足阳明燥金胃经。气味升多于降，阳也""禀中和之气，凝正阳之性，温而不燥"，温补肾中阳气，两者同用，肾之阴阳精气充足，摄纳有度，则气喘得平。

但并不是所有哮喘按照常规的治法都有效，正如清代喻嘉言所云："难症有百端，哮喘为最。"所以哮喘的治疗仍十分棘手。"哮即痰喘之久而常发者，因内有壅塞之气，外有非时之感，膈有胶固之痰"是历代医家对哮喘普遍的认识，但却忽略了长期使用抗生素、激素会使阳气受到损伤，体质也会随之改变。在临床上，治疗久喘不愈的患者时，治法当以温阳为关键，"病痰饮者，当以温药和之"，饮非温不化，痰非气降不消，所以老师在开方用药时，并不会千篇一律地解表散寒，而是在此基础上，加用温阳的药物。像小青龙汤、射干麻黄汤等治疗哮喘的经典方药中都有用到一味温药——细辛，以温肺化饮、温宣肺气。《长沙药解》言："细辛，敛降冲逆而止咳，驱寒湿而荡浊，最清气道，兼通水源，温燥开通，利肺胃之壅阻，驱水饮而逐湿寒，润大肠而行小便，善降冲逆，专止咳嗽。"故在久喘不愈、阳虚患者的处方中加用这一味药可以更好地缓解咳喘症状。

四、用药之道，贵在因时、因人、因地制宜

《时方妙用》中提道："哮喘之病，寒邪伏于肺俞，痰窠结于肺膜，内外相应，一遇风寒暑湿燥火六气之伤即发，伤酒伤食亦发，动怒动气亦发，劳役房劳亦发。"哮喘存在各种各样的诱因，故日常调护显得十分重要。

疾病很少有因单一因素导致疾病的发生，疾病往往是天、地、人等多因素综合作用形成的结果，生命作为感应的本体，有时候能够感应自然界的时节变化，有时是喜怒哀乐等情志感应，山东大姐之所以来春暖花开的广州求医，主要是想通过改变居住环境，使身体远离北方初春之寒。俗话说"形寒饮冷则伤肺"，故起居要防止纳凉过度，饮食更要慎用或忌用冰凉、苦寒等攻伐之品。

《素问·四气调神大论篇》曰："春三月，此谓发陈。天地俱生，万物以荣。"发陈者，升发冬藏之陈气，生机始萌。春为阴中之少阳，春主肝，其性主生发上升，肝木生发太过或不及会导致脏腑气血阴阳失衡。岭南地区的气候特点为由寒转暖，夹风夹湿，早晚温差较大，立春至春风起，春寒盛，雨水、惊蛰至春湿渐盛，清明至春寒消，谷雨至春温、春湿重，虽有风有寒，但整体还是比较温和。山东大姐此次搭飞机专程

来找老师看病，时节、地域使身体的感知出现了变化，这些因素在疾病的治疗中起到了辅助作用。老师在制订哮喘缓解期的治疗方案时，叮嘱该患者就诊时机往往是转季或转节气之际。我的耳边又响起了老师的那句话："这位患者在这个季节就诊，我们除了上面的药以外，还要加多一味药——节气用药，如果你想到了这些，就能事半功倍！"

第四章

气喘绵绵自肺生，
同治脾肾使"气顺"

2014年12月22日
冬至

一、冬至阴气盛极，喘遇风寒更甚

　　诗云："天时人事日相催，冬至阳生春又来。"珠三角一带还有一个有趣的说法，即"干冬湿年""湿冬干年"，意思为冬至这一天下雨则过年（即春节）便是晴天，冬至为晴天则过年（即春节）就是雨天。从冬至开始，生命活动就开始由盛转衰，阴气盛极而转衰，阳气开始萌发，此时人们要吃饺子、吃汤圆、涮羊肉等，拉开冬日进补的序幕。本以为过节，患者不会像往日那样多，结果却不然，并且来看病的患者中似乎有很多老病号。

　　刘伯，一个六十多岁的老爷子，患慢阻肺十余年了，今天上楼梯时气短、咳嗽、胸口闷，就和老伴儿一起过来了。刘伯既往吸烟三十余年，每天一两包，咳嗽、咳痰的症状是在十五六年前出现的，断断续续，往往在冬、春季发病，每年发病超过三四个月，在当地医院查胸部CT，诊断为慢阻肺。长期的西药治疗未能彻底控制他的病情，发作的次数也未减少，日复一日，胃口变差，手足冰冷，人渐消瘦，所以刘伯只能将希望寄托于中医。这是他第一次来老师的门诊，他老伴儿还有女儿陪着他一起来的，进来时刘伯手里就已经攥着厚厚的一叠病历和药盒，忍不住要将他这十余年的病痛说与我们听。

　　从他的病史来看，慢阻肺的发生和长期的吸烟史脱不了干系，香烟中的尼古丁、焦油等有害物质进入呼吸系统之后，对呼吸道黏膜及肺组织会造成严重损害。这些是西医的说法，那中医又是怎么解释的呢？古籍有记载，烟草味辛，性温，有大毒，本为辟雾露秽瘴之气，用来杀诸虫。烟草之烟雾有毒，已经成为共识。烟雾的性质可以说是火邪，其火热有熏灼之害，其性走散弥漫，一旦烟毒入肺，熏灼肺气，气机失宣，当升不升，当降不降，逆而上行，郁遏气道，就会进一步发展为咳喘。长期积累，灼津伤阴，壅滞肺气，妨碍津液输布，使津液停滞，产生痰浊，所以咳痰。烟毒还会随着气血周流一身，遍布脏腑，伤及脾胃。当脾胃之气阴受烟毒的火热浊气损伤，受纳运化之功亦失常，故有腹胀纳差之症，人亦多消瘦。所以慢阻肺的本质是肺气亏损，日久则肺病累及脾、肾，甚至累及心，先天、后天俱伤，诸脏并衰，预后极差。

"张医生，我这两天不知怎么回事，咳嗽加重了，还咳了好多痰。"他向老师叙述最近的情况，本想像往常一样早上去散步，却发现走不了几步，尤其是爬楼梯的时候气短得厉害。在稳定期时，患者往往处于一种久病气虚、宿痰内停、痰瘀互结、伏邪为患的状态，一旦有诱因引触则急性发作。刘伯大概就是因为习惯晨起散步，冬至的早晨又极易令人感受风寒，所以才引动痰瘀宿根而导致慢阻肺发作。"所以要注意保暖啊！里面要穿高领的衣服。"老师指向师兄师姐的毛衣，"对，要穿这样的衣服才有用。"老师又看向刘伯的外套："你这样不行的，外面穿得再厚，风寒还是会从脖子钻进去。"颈部是人体的要塞，上承头颅，下接躯干，又靠近肺，小儿和老年人体质弱，一旦受风着凉，寒邪立马侵入肺脏，引发疾病。"还有，散步不要挑早上和晚上这种最冷的时候去，中午有太阳、暖暖的时候不好吗？"广州这边很多市民都有晨练的习惯，喜欢一大早就出门。但是现在是冬天，这一习惯还是改变为好，要注意保护阳气，养精蓄锐，等待早晨寒气消退、阳光暖和再外出活动，或者在家里练练太极拳和八段锦，不一定非要去外面才算锻炼身体。

二、熟悟经旨，融会贯通

刘伯又说："我之前一直在我们那边的医院看病，加重的时候，医生就给我开抗生素，我看得多了，自己在家里也知道怎么吃，一开始有用，但现在怎么感觉越来越镇不住了。"他的语气里充满了担忧。

"放心，我来。"老师安慰道，"伸舌头看看。"

看完舌苔，再把完脉之后，老师心中已有了处方，却不紧不慢地向我们提问道："肺气虚的临床表现是什么？"乍听之下是一个简单的问题，我却没能答全。"咳嗽无力，气短而喘，动则尤甚……"老师一一念了出来。虽然我们都知道老师背书的功底是惊人的，中医基础知识自不必说，就连《温病条辨》《临证指南医案》也是张口即来，但每每亲眼见到还是十分惊叹。老师这样做绝不是为了彰显自己，而是他非常重视中医经典的研读与临床实践的结合，对他的学生，也就是我们在打基础的阶段同样要求练习背功，这样在临床治病时才能得心应手。

　　老师进行完简单的四诊后就念出了处方。刚入门时，我总是把精力集中在这些方药上，经过师兄师姐的提点后我才发现也要着重听老师问患者的话，问诊的过程透露出了老师的辨证心路历程。由于时间的原因，老师不会把每个患者的四诊信息都说与我们听，望诊对于拥有几十年临床经验的老师来说可能就是几秒钟的时间，患者一进来，抬头一望，很快就会产生一个总体印象，如寒热虚实、病情缓急等。当然老师有时候会提问我们，尝试引导我们去发现这些患者的问题所在。老师常常让我们仔细观察患者的头面部，很多经脉都分布在面部，所以面部可以反映一个人脏腑气血的虚实。正常人的脸上是红黄隐隐、明润含蓄的，也就是说黄里面应该有血色。刘伯的脸色偏黄，皮肤不润泽反而偏糙涩，反映出来的就是一种肺脾气虚的表现。有一些小孩，他的病历写着多少岁，但实际看上去并没有这么多岁，面黄肌瘦，头发稀疏枯黄且没有光泽，大部分小孩不用问就知道是疳积。还有一些中青年女性患者，她们的情绪比较烦躁，双侧脸颊明显潮红，呈现出一派肝旺的气象。由于我跟师所学不过一鳞半爪，所以对于老师的望诊经验不敢说略有所悉。

　　"你家里的那些抗生素不要再乱吃了。"老师认真嘱咐道。抗生素确实对细菌感染性疾病有效，起效也很快。所以老师并不反对在必要时借助抗生素。但是现在，抗生素的使用呈现出越来越多的问题，新的抗生素使用不了多久就会产生耐药性，继续滥用下去，抗生素的发展前途不容乐观。病毒和细菌在中医的概念中就是邪气，人体有自己的抗病能力，即正气，正气可以祛邪气。抗生素的使用是一种杀敌一千自损八百的做法，它在杀菌的同时也会伤害人体正气，这是抗生素的缺点。临床上有不少来找老师看病的小孩，追问其病史，大部分存在长期滥用抗生素的经历，这类小孩大多体格瘦弱，面色青黄。

　　抗生素尚如此，那激素呢？激素也是西医的一大"神器"，具有抗炎、抗过敏、抗休克、退热、兴奋中枢等作用，激素对很多疾病表面上确实有很好的效果，一些年轻的医生，按照指南报告喜欢用激素。哮喘的患者一用激素，症状立马就止住了，效果立竿见影。但是用得多、不规范用，就出现了很多副作用。这是因为激素提前把肾脏封藏的元气调动出来救命，短时间内疗效是很神奇，但是从长远来看会导致元气大伤，百病丛生。我记得有一位肺间质纤维化的患者来找老师看病，是一位七十多岁的阿姨，自诉三年前开始出现咳嗽、气喘，两年前突然加重，去了当地的人民医院住院治疗，住院期间用抗生素和激素治疗后症状得到缓解，现在一直在吃泼尼松。可是一个月前又开始出现咳嗽、气喘，晚上睡觉不能平卧。患者平常比较怕热、口干、心烦少寐、大便难，她的脸也是潮红、微微浮肿且干燥脱皮的激素面容。患者原本病程较久，肺气耗伤太过，气虚导致津液生化无力，加之激素助阳生热易伤阴，影响阴精内敛，不能发挥其滋养的作用，从而导致肾阴虚，出现阴虚火旺的表现。除了肺间质纤维化疾病，还有许多其他疾病需要使用激素。一方面，在其他药物无能为力之时，激素如同救命稻草；另一方面，人们又忌惮于激素带来副作用。很多患者会在老师开完处方之后询问可不可以继续使用激素，他们的心里大抵是希望不用的，只是碍于病情无法停掉。在老师看来，并不是不能接受激素的使用，如果使用恰当，不让它打破人体的阴阳平衡状态，中西医结合扬长避短未尝不是一种好方法。所以老师往往会规劝患者保持耐心，不要急于停用激素，并用中药帮助他们干预、缓解激素带来的副作用，慢慢减量，一步步地调整机体的平衡。

那么对于这些在西医领域只能运用抗生素及激素控制和缓解的喘证，中医应该如何发挥优势进行施治？应该认识到喘证是由肺虚感邪所致，痰浊内阻是其发生的内在因素，六淫乘袭、饮食不节、情志受扰、劳欲过度都能成为发病的诱因，内外合邪，发为喘证。疾病早期大多以肺虚为主，发病到一定阶段会累及脾脏，使得肺脾两虚，到后期累及肾脏，脏腑之间互相影响，互为因果，最终出现肺、脾、肾三脏俱虚。唯有将病机把握准确，临床用药才能精准。

这些年来，刘伯的慢阻肺一直处于反反复复、迁延不愈的状态，其病机病理之状态较为复杂，常虚实夹杂，以肺为主病之脏，迁延累及脾肾，又有痰瘀伏邪在内，难以祛除，所以总是病势缠绵，反复发作。细细推详此次的发病过程，外来的风寒邪气侵袭刘伯的机体后，肺脏首当其冲，气机受到闭阻，宣降不畅，所以就会咳嗽、咳大量痰，长期胃口差、消瘦和脾胃运化不及相关，后期病性由气及阳，再加上刘伯已年过六十，肾气不充，阳气渐衰，从而造成脾肾阳虚，温煦失职，表现为怕冷、手足冰冷。此案的治疗方法要温清补泻兼施，融多法于一炉，急性期以宣肺化痰平喘为主，辅以温阳益气。等病情缓解、进入稳定期后，则以平调五脏为出发点，治以固护脾胃，益肺补肾，若后期病久，痰邪耗伤阴津，患者出现焦虑、烦躁等肝气不疏、肝阴亏虚之症，应当及时平肝养肝，滋阴润肺。

三、谨守病机各司其属，循序渐进灵活化裁

我刚开始跟诊的时候什么也不懂，就只是在旁边看看，看多了就会发现老师开处方的某些特点，虽然不敢说能看懂，但是不是老师开的处方还是一眼就能认出来。老师常常爱用某些方或药，而且相对比较固定，当然，也会随着节气变化进行调整。每个处方虽然不过十一二味药，但是都是老师经过灵活化裁而来，取效神速，鲜有不效者。

　　临床上，外邪所致的实喘，有寒喘与热喘之分，不论哪种，都为肺失宣肃、气机逆乱所致，所以在急性期治疗时需要以宣肺降逆为法，很多人会认为咳喘已经是气机上逆的表现，治疗时若宣肺，恐加重咳喘。但其实宣肺可使邪气及痰浊外达而不收闭于内，是老师治疗久咳久喘的一个重要法则，寒偏重则配合疏风散寒之品，热偏重则配合清泻肺热之品。老师宣肺常选用灵动轻清之品，温宣用麻黄、细辛，清宣则常用桑叶、桔梗等。麻黄作为一味常用药，辛散质轻，专入肺经，内能开宣肺气，通畅气机，外能开通腠理，发散表邪，给邪以出路，开门逐寇。临床上有一些患者，由于大量使用清热药压制邪气，以致太过于寒凉而中伤正气，肺气虚而难以宣发，引邪内陷，导致邪无出路，反抗愈烈，咳喘愈重。此外，喘证在急性发作期慎用黄芪、升麻、柴胡等升提作用较强的药物，以免加重肺气上逆。

　　肺的宣发与肃降功能相辅相成，气逆不下时我们还需要配合肃肺降气之法，温降药常用紫菀、款冬花、紫苏子、杏仁等，方如三子养亲汤、苏子降气汤等；清降药则常常选用枇杷叶、桑白皮、葶苈子等，方如葶苈大枣泻肺汤。此外，肺与大肠相表里，肺在上，大肠在下，喘证者肺之升降失司可引起大肠不通，故喘家往往大便数日不解。腑气不通时，浊气上干于肺，又能引起肺气闭塞上逆。所以在降肺气的同时也应重视通调腑气。临床上一些痰喘严重的患者，单单宣降肺气不能控制病情时，若加用通腑气的药物，往往能收到喘平嗽减的奇效，如瓜蒌子、紫苏子、莱菔子、杏仁等。以杏仁为例，它的味苦，性微温，苦能下气，为"喘家之要药"。但是杏仁有小毒，须注意用量不可过大，尤其是小儿使用时。

降肺气药在顺气的同时往往还有化痰的作用，但光靠这些还不够。久咳患者迁延不愈的重要原因就是内伏的宿痰，特别是岭南地区，很多人的体质属湿，痰和湿互结，就更加难以化开了。痰因气升，气因痰阻，所以祛痰药总是和降气药配伍使用。临床上，如果是寒痰，可用半夏、陈皮、干姜等，方如二陈汤、苓甘五味姜辛汤。苓甘五味姜辛汤作为温化寒饮、止咳消满的经典用方，方中的细辛、干姜能宣肺散寒化饮，茯苓、甘草、五味子能健脾化饮，收敛肺肾之气，细辛、五味子一开一阖，一散一敛，相辅相成，宣肺而不耗气，敛肺而不留邪，诸药配伍，既能温化上焦寒饮，又能固护中焦。如果是热痰者，可用浙贝母、竹茹、瓜蒌等。在这里不得不提一笔的是，除了治标用的治痰化饮药，我们还需要从根本上阻断痰源，也就是调理脾胃，巧妙地将祛痰降气药与益气运脾药合于一方，如在方中加用党参、白术、山药、黄精等，从而实现脾胃"游溢精气""上归于肺"的作用，使肺气得以充实，才能行宣降之职。老师在调理脾胃的同时擅长加以调肝，因为肝与脾胃同居中焦，肝主疏泄，调畅气机，能促进脾胃的运化功能。喘病患者因为苦于病情反复，所以长期情志不畅，焦虑不安，烦躁易怒，使肝失疏泄，肝气郁结。因此调脾胃之本的同时兼顾治肝，效果更为理想。治肝不外乎疏肝、平肝、养肝。疏肝常用香附、郁金、佛手、陈皮等；平肝可用川楝子、龙骨、牡蛎；养肝常用白芍、五味子、女贞子等。

　　缓解期出现肾虚的患者则需治以补肾纳气。偏肾阳虚者，可用肉桂、淫羊藿、杜仲、巴戟天等；偏肾阴虚者，可用熟地黄、山茱萸、枸杞子、桑寄生等。老师习惯将温阳、育阴之品配合使用，阴中求阳，阳中求阴，以得阴阳相济。由于药物的温燥之性或久喘导致肺胃阴虚之时，可加用益阴养胃之品，如沙参、麦冬、天花粉、稻芽等，这时老师会嘱咐患者服用中药后喝一点蜂蜜或吃一个雪梨，以增强养阴润肺之功，老师组方之巧妙立足于临床，即在于此。

四、临机应变，方为上医

　　跟随老师出诊，不仅要学习如何运用四诊来诊治疾病，如何选方用药，而且要学习老师的诊治思想。我深刻地感受到了老师"医乃仁术"的精神已经渗透到看诊的每一步中，正如孙思邈在《千金要方·大医精诚》中讲述的那般："若有疾厄来求救者，不得问其贵贱贫富，长幼妍媸，怨亲善友，华夷愚智，普同一等，皆如至亲之想。"在接诊时，老师常常善于问诊，毫不草率，在取得患者的信任之后，循循善诱，一点一滴，不厌其烦。问诊之后老师会进行切脉和望舌，一丝不苟，非常仔细，从而能够准确地把握病情。诊断完成之后老师很快就能辨证立法，向我们口述处方，并对我们记录的处方进行反复检查，改正不妥之处，丝丝入扣。而且老师在开完处方之后，会对每一位患者都再三叮嘱，要求他们放松心情、释放压力、加强运动，以及指导饮食调理、服药方法，并嘱咐其换季时复诊，防止疾病发展，这种对患者的关心是非常少见的。有时老师竟能听懂各地方言，并与之沟通，其幽默包容的问诊风格给我留下了难以忘怀的印象。

治病的目的不仅是要"随证治之"，也需要既病防变，阻止病情发展。临床中很多慢性疾病并不是一朝一夕就能痊愈的，尤其是容易受季节影响的疾病，控制不当便会复发加重。以哮喘为例，春季是哮喘的高发季节，原因是春季柳絮与花粉纷飞，空气中的过敏原大量增加，再加上寒冷空气刺激，可以诱发哮喘发作。此外，春季地气上升，阳气开始浮越，我们的体表开始慢慢呈现开放的状态，体质虚弱之人，此时卫气不固，汗液随之外泄，就会出现汗多的表现。而出汗的时候最怕受风受寒，所以不只哮喘，许多呼吸系统疾病都会随之而来，这就需要及时预防。

疾病的发展都有顺逆传变的规律，正确的预测能够及时阻断疾病的加重或传变。从中医的角度来看，人是一个有机的整体，脏腑之间有阴阳五行相生相克的关系，所以疾病传变也包括五行传变。在病理情况下，五脏病邪相互影响，相互传变。因此当一脏发病后，治疗时必须照顾整体。《金匮要略·脏腑经络先后病脉证》篇首曰"见肝之病，知肝传脾，当先实脾"。所以很多肝气郁滞的患者也会有食欲不振、消化不良、腹泻或便秘等消化系统症状，因为肝木旺则容易克脾土，这也是为什么老师经常说养肝不能忘健脾的原因。

第五章

支扩肺络不耐寒热，
平调五脏乃治病之要

2013年9月7日
白露

一、火盛刑金，肺燥络伤

　　"八月白露降，槐叶次第黄，这景象在广州是看不到咯。"我一边走一边和朋友说着话。露是由于温度降低，水汽在地面或近地物体上凝结而成的水珠。所以，白露实际上是表明天气已经转凉，气温迅速下降、绵雨开始、日照骤减，反映出由夏到秋的季节转换。但是像广州这种靠近北回归线的南方城市，虽然昼夜温差增大，早晚秋风渐起，但是白天却仍残留着暑热的余气，正好印证了"过了白露节，夜寒日里热"。近日虽有几场雨，但也没能消除暑热的余威，反而添了些湿气，让人觉得烦闷。

　　收好遮阳伞，整理好着装，我便搬着小圆凳坐在老师的后方稍偏左，这里不仅可以把电脑显示屏上的处方看得清清楚楚，还能在老师提问时避免掉一些视线接触，我怕极了老师直勾勾发问的眼神，所以这里便是宝座。

　　"咳，咳，咳……"当我还在分析笔记本上记录的上一位患者的处方时，一阵咳嗽声打断了我的注意力——咳声重浊，满满的痰浊感。我抬头看了看患者，中年男人，身材清瘦，"瘦人多火"，八成是热证，至于哪里有热，有没有津液损伤，就要通过其他途径去了解了。

　　患者妻子拉着他的手说："你慢点，别这么急。"大叔边咳边朝她摆手，略显焦躁地说："知道了，知道了。"他又对着老师噼里啪啦地讲："张医生，我患支气管扩张将近四年了，咳嗽反反复复，总是断不了根，这次咳得特别厉害，咳到晚上都睡不着觉，还有很多黄脓痰，我该怎么办啊，好苦恼。"

"平静下来，慢慢讲。"老师把王叔的右手拿到脉枕上，手掌朝上，顺势摸了摸手背和掌心的温度，然后同我们讲他的感觉："手心、手背的温度差不多，但是比我的要稍微热一点。"老师问王叔："有没有咳血？会不会容易心烦、发脾气？"

"咳嗽严重的时候会有一点血，很容易发脾气，因为我是老师嘛，带高中生，这个年纪的学生，哎，淘气着呢！"想到自己的学生，王叔深深地叹了口气，"马上要高三了，还有学生弄假的请假条，偷偷溜出去通宵打游戏，偏偏又打不得，骂不得，真要命啊。"王叔用手捂住右侧胸部，小心翼翼地又咳了几声。

"咳的时候胸部两侧会痛吗？"老师注意到王叔的动作。王叔还没来得及回答，就又咳了起来，咳到双侧面颊发红，少许气喘，直到吐出痰来，呼吸才平稳下来。王叔妻子看他这么辛苦，便接了话头："是啊，偶尔胸部两侧会痛，生气或咳嗽的时候更明显。"

"平时有没有口干口苦？眼睛会不会胀胀的？睡眠、大小便情况怎么样？"老师再次发问，虽然是提问，但已经是在结合自己辨证的基础上，观察患者的表现，进行有针对性的询问了，而不是盲目地把张景岳的"十问歌"从头到尾过一遍。

"因为平时讲话多，喝水也多，口干不明显，口苦倒是会有点。眼睛不胀，大小便都还好。"王叔的咳嗽终于减轻了一些，自己慢慢说道。

"脉弦细，你们还有什么想问的吗？"老师发问。大家立马精神一振，纷纷停下手中记录的笔。王叔的症状很明显是典型的肝火犯肺证，也就是木火刑金，老师没等我们回答就继续问道："平时容易胃胀吗？胃口怎么样？"老师这么一问，我便恍然大悟，《金匮要略》中讲过"见肝之病，知肝传脾，必先实脾"。虽然王叔并没有胃胀、纳差等脾胃受病的症状，但是看王叔的舌头，也印证了脾胃功能已经受到影响，舌质红，舌苔黄厚。

"龙利叶15克，浙贝母20克，前胡10克，金荞麦20克，北沙参20克，夏枯草5克，女贞子20克，炒麦芽20克……"老师很快便开出了处方。处方打印出来后，他一边签名一边叮嘱道："以后学生要是惹你生气，先想想自己是一名患者，爱折腾是年轻人的本性，别置气，多跟家里人出去爬爬山，呼吸新鲜空气。实在忍不住发了脾气的话，可以吃点逍遥丸或泡点玫瑰花茶来疏解肝气。"老师把病历交给大叔，继续说道："最近吹空调也要注意，温度别调太低，这要是再加上感冒，你这病就没那么容易好了。"大叔连连称是，拿着病历出去了。

二、欲治病者，必先识病之名，辨其生之因

　　支气管扩张症（简称支扩）是由各种原因引起的支气管树的病理性、永久性扩张，导致反复发生化脓性感染的气道慢性炎症，临床表现为持续或反复性咳嗽、咳痰，有时伴有咯血，可导致呼吸功能障碍及慢性肺源性心脏病。在中医属"肺络张""咳嗽""肺痈""咯血""咳血"等范畴。

　　王叔进来时就表现出很急的模样，他的妻子也在一旁劝说"慢点"，大概平时就是如此。而且作为一名老师，工作不顺心之处很多，学生不听话的时候天天都有，很难不形成肝气郁结的情况，气郁日久化火，上逆犯肺，导致"木火刑金"而发病；肝、胆经循行胸胁，肝气郁结，便引起两胁疼痛，因此每当学生捣乱生气时，胸胁的疼痛会严重一些，咳嗽症状也更加明显；肝火旺，则心烦易怒；热气熏蒸，胆气上逆，则口苦；火热伤津，则脉弦细；热邪灼伤血脉，血溢脉外，则咳血；热邪熬津为痰，血腐化脓，则咳脓血痰。正如《景岳全书》中说："故凡病血者，虽有五脏之辨，然无不由于水亏，水亏则火盛，火盛则刑金，金病则肺燥，肺燥则络伤而嗽血，液涸而成痰。"肝若克脾胃，则会出现脾胃症状，如舌苔黄厚。王叔的证候以邪盛为主，所以治疗时以清肝肺、止咳化痰为主，

佐以健脾胃、养阴液。健脾胃时要避免温燥太过，谨防加重其热。

门诊结束，老师侃侃而谈，和我们聊起支扩多种多样的表现，支扩并不是都以咳嗽、咳痰、咯血等呼吸道症状为主要表现，有的支扩擅于"伪装"，可能并没有呼吸道的症状，而是以发热、胸痛、肩背痛等为主要症状，所以在临床中，我们要学会揭开支扩的"伪装"。

比如焦姨便是以低热为主要表现。焦姨也是瘦瘦的体型，和王叔一样，经常焦虑不安，容易生气，但焦姨常常在傍晚时分发热，体温波动在36.5~37.8℃，晚上八九点体温便自动恢复正常，伴有手足心发热、口干、怕冷又怕热、便秘等症状，常常三四天才解一次大便，解出来也像羊屎一样干燥，很容易疲劳、气短，天气稍微发生变化，就容易感冒，感冒后，咳嗽、咳痰、咯血的症状才会出现。焦姨是肝郁化火犯肺，日久伤津耗气所致。焦姨的证候以气津两伤为主，所以在治疗时，以清退虚热、益气养阴为主，佐以止咳化痰。老师特别强调像焦姨这类支扩患者，气阴两虚伴有虚热，需退虚热、养阴液，应避免寒凉过度；补阳气时，应避免温燥过度，应以谨小慎微的态度去维持寒温之间的平衡。

又比如小辜则是以肩背痛为主要表现。小辜二十多岁，是瘦瘦高高的体型，持续肩背痛几个月，听人说可能是气胸，吓得他赶紧去医院检查，谁承想却被告知患了支扩。小辜平时怕冷，容易疲劳，做事情总是无精打采，每次受凉之后肩背痛就会复发，咽部有少许痰，完全不会有咳嗽、咳痰的症状。小辜的证候是以胸阳不振为主，胸中阳气不足，气血运行不畅，闭阻不通，"不通则痛"，所以治疗时，应以温通胸阳为主。在呼吸科轮科学习中，我所见到的支扩都是以呼吸道症状为主要表现，而且多是以热证为主，第一次见到小辜这个类型的支扩，大大开阔了我的的眼界。

三、谨察寒热而调之，以平为期

支扩是一种复发性疾病，常因各种诱因而加重和复发，经治疗后可进入平稳状态，所以支扩的治疗应该分为急性加重期和稳定期。急性加重期常因外感邪气，如风寒、风热、风燥等邪气袭肺而发，或因痰热壅肺、阴虚火旺、肝火犯肺等内生之邪诱发。经治疗，邪气势衰，正气虚损，则疾病进入稳定期，稳定期常见痰湿蕴肺证、气阴两虚证、阴阳两虚证等。

老师治疗王叔的药物中，龙利叶、浙贝母、金荞麦虽是以清肺化痰为主，但各有侧重。龙利叶，《陆川本草》云其"性平，味淡"，可"清肺，治肺热咳嗽"，它的甘润力量较强，可清热化痰，兼润肺通便，用于治疗肺燥咳嗽、咯血、大便秘结等症。浙贝母，味苦，性寒，归肺、心经，《本草正义》云："象贝母蓄寒泄降，而能散结。"浙贝母可清热化痰，降气止咳，散结消肿。金荞麦，味辛、苦，性凉，入肺、胃、肝经，《中国药典》里记载它可以清热解毒，排脓祛瘀。这三味药在清热的同时，一润、一散、一通，让王叔的痰热无处遁形。

前胡，味苦、辛，性微寒，归肺经，《本草纲目》云其"清肺热，化痰热，散风邪"。《本草汇言》亦云"前胡，散风寒、净表邪、温肺气、消痰嗽之药也"。前胡可散风清热，降气化痰，最适合咳嗽痰多、痰热喘满、咳痰黄稠等风热之症。

北沙参为滋养肺阴之要药。《本草从新》认为其"专补肺阴，清肺火，治久咳肺痿"，王叔虽说以肝火犯肺为主要病机，但肺受煎灼，其阴已亏，故以北沙参补肺阴，肺阴充足，肺之阴阳平衡，则其宣肃功能才能得以恢复，痰液更易化解。

接下来是针对肝火的用药，肝"体阴而用阳"，虽有肝火上炎之势，但目前"火势"不大，不必以重药清之，所以仅用夏枯草、女贞子二药。夏枯草，味辛、苦，性寒，归肝胆经，可清肝泻火，《重庆堂笔记》曰："夏枯草，微辛而甘，故散结之中，兼有和阳养阴之功，失血后不寐者服之即寐，其性可见矣。陈久者尤甘，入药为胜。"《本草纲目》也赞誉夏枯草"治目疼，用砂糖水浸一夜用，取其能解内热，缓肝火也……纯阳之气，补厥阴血脉，故治此如神，以阳治阴也"。女贞子，其味甘、苦，性平，归肝、肾二经，有补益肝肾、清热明目的功效。这两味药，一清、一养，让肝之体得以柔顺，肝之用得以平和。

炒麦芽的应用可谓神来之笔，不仅可以入脾胃以行气消食，健脾开胃，还可入肝以疏肝解郁，亦可防清肺、清肝及养阴之品过于寒凉滋腻碍胃。

若是出现了咯血之症，常选用藕节、仙鹤草、白及、侧柏叶等。藕节、仙鹤草两味药，味涩，性平，可收敛止血，藕节更能止血消瘀而不留瘀。白及、侧柏叶两味药，味苦、涩，性寒，可凉血止血，而白及兼可收敛止血，消肿生肌。

治疗焦姨时，老师用的清退虚热之方为地骨皮汤，常用的药物有地骨皮、银柴胡、醋鳖甲等。地骨皮，甘寒清润，是退虚热、疗骨蒸之佳品，《汤液本草》认为其可"泻肾火，降肺中伏火，去胞中火，退热，补正气"。合银柴胡、醋鳖甲及其他养阴之品，最适合焦姨这类阴虚虚热患者。焦姨反复发热日久，热入血分，所以老师还用了牡丹皮，《医学入门》云："丹皮泻伏火，养真血气，破结蓄。"其善清血，而又活血，因而有凉血散瘀的功效，使血流畅而不留瘀，血热清而不妄行。地骨皮擅治有汗之骨蒸，牡丹皮擅治无汗之骨蒸，两者让焦姨的虚热无处遁形。

治疗小辜时，老师常用的药物有化橘红、法半夏等。化橘红是一种名贵中药材，是广东省茂名市化州市特产，有"南方人参"之称，具有散寒燥湿、利气消痰、止咳、健脾消食等功效，与法半夏合用，可以很好地温肺化痰，是治疗寒痰、湿痰的良药。但因化橘红温燥力量强，且价钱稍贵，老师的常规用量是5克，若遇到需要长期服药且家庭比较困难的患者，老师常以陈皮10克代替，也能收到较好的临床疗效。若是以痰饮为主，则常配伍干姜、细辛、五味子。陈修园言："干姜以司肺之开，五味子以司肺之合，细辛以发动其开合活动之机。"三药同用可温肺化饮、敛肺止咳。

在治疗支扩时，还要关注患者的体质和节气特点，重视疾病的从化；权衡寒热力度，不可畏惧温热之品，把握好配伍和剂量。比如王叔的体质为肝肺火旺、痰热壅肺，但是脾胃稍弱，一派苦寒药中，不能忽视对脾胃的养护，以免后患无穷；王叔就诊时正值白露，虽说是秋天已至，但暑热的余威犹在，暑热与王叔体内之火相合，病势更猛，所以清热的力度应稍微加强，防止隔靴搔痒。比如焦姨的体质为气阴两虚，用药若是偏凉，则易损伤阳气，若是偏热，则会加重阴液耗损，稍有偏颇便容易加重病情，用药应"以平为期"；若是感受风寒之邪，则很容易入里化热，用药时要带有预判性，不可温燥太过，可于辛温解表之品中稍加一两味寒凉之品，以截断化热的趋势。

四、形神合一，病方能向愈

老师常说，中医人应该多读书，这样才能做到十八般武艺样样精通，在临床诊病中才能够看得更多，看得更深，看得更远。《素问·上古天真论篇》载："故能形与神俱，而尽终其天年，度百岁乃去。"《素问·五常政大论篇》中说："根于中者，命曰神机。神去则机息。"形神一体的思想贯穿在中医学中，形是生命活动的载体，神是生命活动的根本。中医学将神分为神、魂、魄、意、志，分别归藏于心、肝、脾、肺、肾的"五神脏"中，而在支扩患者中，老师尤其重视肝所藏之神。

人非圣贤，立命于世，难免会有各种情绪，而情绪不畅更是占多，如小孩子被父母、老师批评，成年人的生活压力大，情侣间闹矛盾，婆媳关系棘手等，由此产生的不良情绪，最先受累的便是肝。无形的情绪，影响肝气之舒畅，引起肝气郁结，或者肝郁化火，变成有形的病理。肝肺关系密切，《临证指南医案·咳嗽》载："但人身气机，合乎天地自然，肺气从右而降，肝气由左而升。肺病主降曰迟，肝横司升曰速……升降得宜，则气机舒展。"《外经微言》谓："木旺而肺气自衰，柔金安能克刚木乎。"因情志问题引起肝病，则肺易受累，所以支扩患者中如王叔般的木火刑金最为常见。《济生方》言："夫血之妄行也，未有不因热之所发。"《医贯·血症论》述："血随乎气，治血必先治气。"《医学从众录·血证》道："血随火而升，凡治血证以治火为先。" 所以治疗时，除了以药物治肝，还可以通过中医的传统疗法治肝，如穴位按摩（太冲穴）、佩戴疏肝解郁的香囊（玫瑰花、素馨花、佛手等）等，更需要患者调整情绪，直面困难，以积极乐观的心态去解决问题，让神回归"中和"，疾病才更容易康复。

第六章

鼻炎多自肺脾出，
培土生金疗效彰

2011年3月6日
惊蛰

一、鼻流清涕不止，寻其致病之源

三月的第一个节气是惊蛰，这个节气本应是气温回升、春雷乍动、雨水增多的季节，但是今年的广州，雨水似乎并没有想象中那么多，不过"桃始华"的景象却随处可见。虽然现在是踏青赏景的好时节，但是对于有变应性鼻炎的我来说，却无法享受赏花的愉悦。

近十年，过敏性疾病的发病率迅速上升，其中变应性鼻炎更是越来越常见。今天来到诊室的患者中就有像我一样饱受鼻炎之苦者。虽然患者还在候诊区等候看病，但是频频的喷嚏声在诊室中清晰可闻。

邱女士是一位鼻炎患者，患变应性鼻炎已经很多年了，虽然对于她来说，打喷嚏、流鼻涕可能是习以为常的事情，但是有时在一些安静场合突然不断地打喷嚏，还是让她十分苦恼。十年前邱女士从外地来广州读书，毕业后就一直在广州工作到现在。大概五年前开始，她经常打喷嚏、流清鼻涕，特别是天气变冷或遇到刺激性气体，比如炒菜的油烟、灰尘等就会停不下来。以前鼻炎刚开始发作的时候，她会去看医生，吃了药后症状确实会好一点，但还是会反复发作。后来邱女士发现医生每次都开一样的抗过敏药，于是就连医生也少看了，很多时候都是自己在发作的时候买些抗过敏的药物来服用。而且除了经常性的打喷嚏、流鼻涕之外，邱女士平时也很容易感冒，天气变化的时候鼻炎也会发作，所以有时甚至连感冒和鼻炎都分不清楚，就同时吃抗过敏药和感冒药。

此外，邱女士的两个小孩是经常来门诊治疗生长发育迟缓的患儿，他们除了有生长发育迟缓的问题，还有鼻炎的问题。邱女士说道："今天之所以过来找张医生您看病，是因为我的两个小孩之前找您看生长发育迟缓，但是您却神奇地把他们的鼻炎也治好了，近一年他们的鼻炎都没有怎么发作。于是我就想要不也过来找您断断根。"

老师突然问起我们："你们知道他们为什么一家子都有鼻炎吗？"邱女士的丈夫听了之后，十分惊讶："张医生，您是怎么知道我们这一家子都有鼻炎的，我是结婚之后才开始经常打喷嚏、流鼻涕，不过比起他们，我的症状轻很多。"现代研究发现，变应性鼻炎与环境、家族遗传因素存在密切关系，变应性鼻炎呈家族聚集性特点。那么到底是因为遗传的问题，使母亲将过敏体质遗传给了小孩，还是说是因为环境的原因，他们居住的地方有严重的大气污染或粉尘、尘螨等情况，由于他们生活在相同的环境里，所以才会一起得鼻炎？

"这还和你们的饮食有关，除了吃药，还要调整一下饮食才行。"老师语重心长地说道。为什么和饮食有关呢？这给我留下了深深的疑惑。

二、脾胃虚弱不能生肺，乃所生受病也

《素问·金匮真言论篇》指出"西方白色，入通于肺，开窍于鼻"，一般来说，鼻与肺的关系比较密切，且《灵枢·本神》言"肺气虚则鼻塞不通"，肺气虚，卫表不固，风寒之邪从腠理乘虚而入，肺脏受寒，肺失宣降，则易引起鼻窍不利，出现鼻痒、喷嚏频作、清涕不断等表现。邱女士平素怕冷，天气一冷就容易感冒，鼻塞、流鼻涕，这都是寒邪袭肺、肺气虚的表现，肺在液为涕，涕由肺精所化，寒邪袭肺，肺气失宣，肺之精津被寒邪所凝而不化，则鼻流清涕。

虽然肺为鼻窍，但是"脾为孤脏……脾不及，则令人九窍不通"，且《医学入门》提道"鼻乃清气出入之道，清气者，胃中生发之气也"。故鼻与脾胃也有一定的联系。脾为后天之本，气血生化之源，脾与肺是相生的关系，当脾气虚弱时，无以充养肺气，易致鼻窍不荣，肺失宣降，失于输布津液，津液停聚，则致水湿浊邪上犯鼻窍而致病。且脾主运化，脾气虚弱，失于健运，则水液内停，日久聚湿成痰，停聚于肺，痰湿内困，循经上犯鼻窍，故鼻塞、流清涕。邱女士的体型较为瘦弱，平时胃口也不是很好，再加上她的舌象为舌体偏胖大，舌苔微白腻，说明还是有脾虚的表现。

脾胃为后天之本，与我们的饮食息息相关，很多时候脾

虚都是因为饮食不当。首先，邱女士以前并不住在广州，她是读书的时候才来广州这边居住的，由于水土、天气、饮食等各方面不太适应，时间长了就养成了脾胃虚弱的底子。其次，脾虚可能与邱女士一家平时的饮食过于寒凉有关。邱女士一家平时吃蔬菜、水果会相对多一点，煲汤也是喜欢煲一些瓜汤、菜汤。虽然来到广州已有一定的时间，但还是有点不太适应广州的天气，特别是三月后雨水会开始逐渐增多，甚至出现"回南天"，邱女士每到这个时候，都会提前去买祛湿茶，隔天煮来喝。饮食过于寒凉，容易损伤脾阳，致脾虚失运，水液输布失常，痰湿内生。而广东大部分凉茶、祛湿茶中的药物都相对偏寒凉，即使能起到一定的祛湿功效，其寒凉之性也免不了再次损伤脾胃，使脾虚进一步加重。

在这些鼻炎患者中，肺气虚是表象，要找到肺气亏虚的根源。从五行生化的角度来看，"脾土生肺金"，脾为肺之母，脾气不足，就会造成气血生化失司，母病及子，导致肺气亏虚。脾为后天之本，如果培土生金，那么肺气滋以有源，固以有根。治疗鼻炎，应该注重脾气、脾阳的充实。所以应该认识到变应性鼻炎的治疗不能仅聚焦于肺，否则只能取得短暂的疗效，只有从根源上让肺气的生成充实、消耗减少，才能让其症状得到控制。邱女士正因为脾虚的问题没有得到很好的解决，病之根本未得到治疗，所以鼻炎才会反反复复。在治疗上除了要治肺固表外，还要懂得调理脾胃。针对邱女士的情况，老师运用了蜜麻黄、防风、蒺藜、苍耳子、白术、党参等药物，虽然药味不多，但是里面蕴含着肺脾同治的理念。方中蜜麻黄既可宣肺"通腠理"，亦可"通九窍""治鼻窍闭塞不通、香臭不闻"；白术、党参益气固表、补气醒脾，补肺的同时亦治脾，除了可以起到"防护墙"的作用，彻底断了邪气进入的路，还可以培土生金，使脾健而"防护墙"进一步得到巩固。鼻炎的发作除了有本虚之外，往往多由外邪引发，而现在这种乍暖还寒的季节，容易感受风寒之邪而引起鼻炎发作。清代薛华培在《济生良方·鼻门》中提出："风寒乘之，阳经不利，则为壅塞，或为清涕。"《景岳全书·杂证·鼻证》也指出："凡由风寒而鼻塞者，以寒闭腠理，则经络壅塞而多嚏。"故用药上还有防风、蒺藜、苍耳子，这三味药均可祛风通窍，防风"治风通用，升发而能散"，蒺藜"搜肝风有走散之功""专入肺肝，宣肺之滞，疏肝之瘀"，苍耳子"独能上达巅顶，疏通脑户之风寒"。

三、鼻炎本虚外邪犯，扶正祛邪善引经

老师看病的过程让我体会到看病要做到辨病和辨证相统一，辨病就是从现代医学的角度通过鉴别诊断，认识到患者所患的西医疾病，而辨证就是认识到患者的病机、中医证候和临床分期，这是遣方用药的基石。

不同疾病常常会有相同的症状，邱女士的病情属于西医的变应性鼻炎，在中医中叫作"鼻鼽"，这些患者常有过敏史或家族史，表现为突然、反复发作的鼻痒、喷嚏频频、流清鼻涕、鼻塞。这种疾病发作快，消失也快。遇到鼻涕多的患者，要注意与鼻窦炎（鼻渊）鉴别，鼻鼽和鼻渊的鼻涕量都多，但是鼻鼽的鼻涕清稀，鼻渊则多为浊涕，且鼻渊无季节性及发作性的特征。变应性鼻炎的问题主要出在肺、脾、肾。肺气虚弱，加之外感风寒邪气，肺开窍于鼻，正气和邪气在鼻部相争；肺脾不足，不能抵御外邪入侵，故易感受风寒、风热的邪气。脾肾阳虚，机体无法被温煦，气不能归元，往上侵犯鼻窍。在肺、脾、肾三脏功能失调的基础上，遇到外感风寒、异气等就容易发病。结合邱女士的表现，她就是在肺脾两虚的基础上又感受了风寒邪气。

此外，邱女士说她喜欢洗鼻子，每次洗完都觉得鼻子很舒服，但是没过多久就又开始流鼻涕和不舒服了。听到这里，老师不忘叮嘱邱女士洗鼻子的误区：洗鼻子是一种治疗各类鼻炎的安全、有效的辅助手段，可有效改善鼻塞、流涕等鼻部症状，但洗鼻时应注意冲洗压力，压力过大可能引起鼻痛、耳痛甚至经鼻泪管冲入眼睛，引起呛咳和干呕。不要自己用家里的食用盐兑水或直接用自来水冲洗，这样可能造成鼻腔损伤，要用专门的洗鼻盐，严格用蒸馏水、纯净水或煮沸过的温开水、医用生理盐水、海盐水配置洗鼻盐水，这样才不会引发感染。使用洗鼻壶冲洗鼻腔，应该注意清洁，每次用完应用专门的刷子进行清洁，不能污染，并保持干燥，定期更换。另外要注意，洗鼻是治标不治本的方法，洗鼻后短期内症状可缓解，但容易反复，洗鼻器使用过多或使用不当都会损伤鼻黏膜，破坏呼吸道纤毛的功能，导致疾病的加重或迁延不愈。

现在不少人出现类似邱女士的这种情况，认为自己肺气虚，以为用了玉屏风散就可以治疗，但是鼻炎往往并不只是单纯地累及一个脏腑，所以很多时候并不能得到很好的控制。《古今名医方论》中有对玉屏风散的解释："防风遍行周身，称治风之仙药，上清头面七窍，内除骨节疼痹、四肢挛急，为风药中之润剂，治风独取此味，任重功专矣。然卫气者，所以温分肉而充皮肤，肥腠理而司开阖。惟黄芪能补三焦而实卫，为玄府御风之关键，且无汗能发，有汗能止，功同桂枝，故又能治头目风热、大风癞疾、肠风下血、妇人子脏风，是补剂中之风药也。所以防风得黄芪，其功愈大耳。白术健脾胃，温分肉，培土即以宁风也。夫以防风之善驱风，得黄芪以固表，则外有所卫，得白术以固里，则内有所据，风邪去而不复来，当倚如屏，珍如玉也。"由此可知，玉屏风散可以使卫外功能增强，使机体不易受外邪侵袭，适用于鼻炎未发作之时。但是鼻炎的发作很多时候就是因为外邪侵袭所引起的，单纯扶正显然不够，需要在此基础上加以祛邪。

在祛邪的治疗基础上，老师在遣方用药时擅长使用药对，紫苏叶和白芷是常用的药对。紫苏叶味辛，性温，发汗解表散寒之力较为缓和，轻证可以单用，重证须与其他发散风寒药合用，白芷祛风、散寒、燥湿，可宣利肺气，升阳明清气，通鼻窍而止疼痛，紫苏叶与白芷合用可以加强疏风散寒、通鼻窍的功效。此外，白芷、苍耳子和辛夷也常一起使用，用于治疗风寒犯肺，上攻鼻窍，鼻塞流涕，不闻香臭，能起到散风寒、通鼻窍的功效。这三味药虽可相须为用，但是同中有异，各有不同的特点。

白芷味辛，性温，芳香燥烈，疏风散寒，上行头目清窍，亦能燥湿升阳，外达肌肤，内提清气，功用正与川芎、藁本近似，辛散透邪之力为三者中最强；辛夷味辛，性温，走气而入肺，能助胃中清阳上行通于天，所以能温中以治头面目鼻之病，利窍通鼻之功为三者中最强，且《本草新编》提道"辛夷，通窍而上走于脑舍，（治）鼻塞鼻渊之症，无他用，存之以备用可耳。且辛散之物多用，则真气有伤，可暂用而不可久用也"，所以辛夷的用药时间不能过长；而苍耳子"通巅顶，去风湿之药也。甘能益血，苦能燥湿，温能通畅，故上中下一身风湿众病不可缺也"，偏重祛风湿，且《本草正义》言苍耳子"以视细辛、羌活等味，功用近似，而异其态度；即例以川芎、白芷等物之以气为胜者，犹难同日而语，但和缓有余，恐未易克日奏功耳"，其功效较缓，故用药时间不能太短，否则难以奏效。

四、饮食调养，内外同治

　　在日常调护方面，除了以上的中医外治法外，养成良好的生活习惯也至关重要。"食饮居处，为其病本也"，像邱女士的这种情况，要想把鼻炎控制好，需要先调整好饮食。随着生活水平的提高，越来越多的人"吃出问题"，糖尿病、高尿酸血症、高脂血症等疾病在人群中愈发常见，所以人们更加注重"清淡饮食"。然而不少人却对"清淡饮食"存在误解，认为"清淡饮食"就是只吃菜，不能吃肉，而且像米饭这类主食能减少就减少，但是这样下来，反而损伤脾胃，"百病由生"。《素问·脏气法时论篇》中提道"五谷为养，五果为助，五畜为益，五菜为充，气味合而服之，以补精益气"。"五谷"是人类获取营养必须摄入的食物，是饮食中不可缺少、不可替代的组成部分，而"五果""五畜""五菜"等为辅助食材，起到辅助、补益、补充的协同作用，不必悉具，但也不能尽废。若水谷摄入不足，或摄养不当，或饮食结构不合理，都会损伤脾胃，气血化生失常，从而影响脏腑生理功能，导致疾病的发生。

　　中医认为饮食应做到"谨和五味""寒热适宜""顺应四时"。"春三月，此谓发陈，天地俱生，万物以荣"，此时饮食应顺应肝的特性，以调畅气机为主，《素问·脏气法时论篇》中指出"肝色青，宜食甘。粳米、牛肉、枣、葵皆甘"。
而且岭南地区的人们喜欢吃甜的、厚腻的食物，大街小巷到处
都是凉茶店，凉茶喝多了反而容易损伤脾胃阳气。所以在广州
不能盲目地喝凉茶，也不能喝过多的凉茶。

　　大家都知道鼻炎是抵抗力低下导致的，很多鼻炎患者都
具有一定的家族性，倒不是家族遗传因素，而是家庭的饮食结
构——"清淡饮食"惹的祸，现在物质条件好了，对于"吃"
大家都非常重视，基本会从食物的营养价值去分析，而往往忽
略了食物的寒、热、温、凉属性，盲目追捧"明星饮食"，作
为一名合格的医生，如何帮患者摆好"餐桌上的饮食"非常关
键，尤其是鼻炎这类疾病，若能纠正不良的饮食习惯，就可以
很好地解决。

　　对于邱女士这样的情况，只是补肺益脾、祛风散寒还是很
难彻底治愈，想彻底治愈还需要日常调护。老师叮嘱邱女士，
要注意预防鼻炎反复发作，除了内服药外，还有很多外治疗
法，如药物熏鼻、中药香囊等。可以选用苍耳子、辛夷花煎煮
后放入马克杯中进行熏鼻，也可将荆芥、防风、苍耳子、辛夷
花、白芷、桂枝等药物制成香囊，置于床头，能从一定程度上
改善鼻炎症状。而且平时还可以按揉迎香穴，《针灸甲乙经》
言迎香穴可治"鼻鼽不利"，有通窍利鼻的作用。

第七章

咽喉不利频清嗓，
不究其源易误治

2012年7月22日
大暑

一、咽痛有表里寒热之分，用药需谨慎

正值大暑前后，绿树浓荫，热浪袭人，此时最受欢迎的就是凉茶。众所周知，饮凉茶是岭南的一大特色，也是中医的一大疗法。两广地区的老街都会有一些凉茶铺，很多人夏天有喝凉茶的习惯，上火了也会喝。之所以突然提起这个，是因为我们在跟诊的过程中逐渐发现一些问题——人们对饮用凉茶存在误区。凉茶只适合在恰当的时候、被恰当的人饮用。体质寒的人是经受不住的，不宜饮用。长期饮用会进一步损伤脾胃的阳气，而呈现出脾胃气虚甚至阳虚之证。有一位四十八岁、有咽炎的女患者，且称她为魏姨吧，只会说粤语，一开口就是地道的广州口音。老师还担心部分学生听不懂，一边听一边帮我们翻译重点。

"张医生，我的舌头齿痕很明显，他们都说我是湿气重，您能不能帮我治一下？"她的初衷原本是想用中医调体质，我一度以为她是那类"医生，我不讲病情，你把脉看看我哪个地方有病"的患者。

"先不管舌头，你自己觉得哪里不舒服？"老师问她。

"我有很多小毛病的。"

"嗯。"老师点头示意她把最主要的不舒服说出来。

"我前几天感冒，现在好了，但是喉咙一直不舒服。"

"什么样的不舒服？"

"之前咽痛得厉害！"魏姨慢慢回忆道，"是四个月前的一场感冒引起的咽炎，社区医院的医生开了抗生素和消炎药，还有清热利咽类的中成药。感冒好了之后，咽痛也恢复了许多，但偶尔还是像痰堵着一样不舒服。"魏姨一家都是土生土长的广州人，对中医也略懂一二，认为咽炎就是上火了，所以熬了凉茶给她喝，大抵也是清热解毒类的金银花、夏枯草等，还以为会对她的身体有一点帮助。之后又有三四次感冒，每次一感冒，咽炎就发作，同样也是用抗生素、消炎药治疗。现在的情况是咽喉不适的感觉时轻时重，魏姨以为是小病，没怎么在意，拖一拖就好了，然而她的胃口也变差了，饭后会腹胀，感觉很难消化，还容易腹泻。

确实，咽炎本身不是大病，但是经常有患者辗转了很久也没有治好。很多人得了急性咽炎之后的第一反应就是"清火"，除了医生开的消炎药，自己也搞点清热解毒类的中成药，当时好像见效了几分，但是没抓住根本病机，没多久又开始反反复复了，如此循环下去，就变成慢性咽炎了，长期滥用清热解毒类的药物，治标不治本，会导致身体呈现一派寒凉之象，使病机变得更加复杂，从而延误病情。魏姨的咽炎就属于这一类，不要小看凉茶，凉茶中的金银花、板蓝根、夏枯草、胖大海等就是寒凉性质的药物，但是因为有些凉茶的口感比中药喝起来好很多，导致部分人将它当成饮料来饮用，甚至有些家庭中的小孩、老人都在喝，这种现象是很糟糕的。

当然，并不是说喝凉茶的危害很大，大家都不能喝了，有实火的人是可以喝的，可是寻常百姓根本分不清他们自己的体质和病机，这就是问题之所在，运用中医药要遵从辨证施治的理念。所以老师近年来一直在跟我们强调科普的重要性，不仅要在接触过中医的人群中科普，还要给那些不了解中医的人科普。中医的很多理念不但对疾病治疗起作用，而且对人们的日常保健、疾病预防也非常重要。随着人民的文化水平不断提高、理解能力增强，我们需要结合自己的诊疗知识，努力把中医讲得通俗易懂，让大家真正地了解中医、信赖中医，在日常生活中形成良好的养生理念，在生病时不至于当一个医盲，懂得正确地就医和调护。

二、四诊为识病之要道，阴阳虚实各有差异

来老师门诊看咽炎的患者较少，一般都是在五官科门诊治疗很久却未愈或反复发作的患者。这样的患者大多已经服用抗生素多日，或者服用清热解毒利咽类中药很久，症状改善仍不明显。究其原因，还是没有找到辨证的切入点，不知其所以然，故而无从下手。这类诊疗史较多的患者，他们自身可能存在焦虑的情况，便会不自觉地啰唆，要在众多的信息中抓取

主要病因病机，就需要一些技巧。在四诊方面，老师有许多经验和体会，这也是他的独到之处。望诊咽炎的患者一定不能忽略查看其咽部黏膜及咽后壁的情况，还有望舌也是很重要的一个方面。咽部黏膜深红，较为肥厚，咽后壁滤泡增多，舌质较红，舌苔黄厚等热象多见于湿热或痰热患者。阴虚患者的咽部黏膜往往呈现暗红色，且较为干燥，咽后壁黏膜变薄，舌质红、少津，舌苔少或花剥。阳虚患者的咽部黏膜不红不肿，舌质淡，舌苔白滑。

　　问诊也是一大方面，在本病的诊断中尤为重要，既能排除干扰因素，又能明确病因来源。咽炎患者往往以咽部不适为主诉，而慢性咽炎病程较长，常因感冒、受凉、疲劳、多言等引起，所以在问诊中要仔细询问患者咽炎发生的时间及诱发因素，诱发因素又与生活习惯息息相关，若是细问诊疗史，常会有不同的发现。误治往往是延长病情的原因之一。魏姨的咽炎从急性变成慢性的原因莫过于用药过凉，伤及脾阳，阳气不振，不能化湿，湿困脾胃，气机升降失常，遂上逆于咽喉，导致咽喉不利。再者是询问疼痛的性质以便区分是因实致痛还是因虚致痛，如果在病情复杂、虚实夹杂的情况下，是以实为主还是以虚为主呢？和实证疼痛相比，它的特点表现为痛的时间比较久，痛的程度比较轻，因为它是"不荣则痛"，疼痛连绵不休或时痛时止；也有的患者表现为隐痛，长期隐隐作痛；也有的患者痛一阵后，又慢慢缓解，隔几天后，又开始疼痛，这类疼痛多半是虚证，由阳气亏虚、精血不足、经络脏腑失养导致。实证导致的疼痛一般都比较严重。

最后是切诊，切诊是医者的一大基本功，断不可小觑。医者常常将脉象与舌象相结合来判断疾病，通过脉象和舌象可以看到许多患者没有说出的或是他们自己都不知道的一些病况。临床上遇到的一些久治不愈的疑难病，舌脉象的参考价值很大。因为症状往往带有主观性，要从众多的临床症状中抓住根本病机实非易事，而舌脉象往往是比较客观的表现，很多疑难杂病的诊断线索可以从舌脉象中获得。阴虚的脉象一般较细数，阳虚则迟而无力。我记得老师曾经看过一个十几岁的高中生，咽喉痛，每逢熬夜读书或受凉后就复发，病情持续半年余，两周前咽干咽痛发作，他去过当地中医院的耳鼻喉科，医生给予他荆防败毒散和黄氏响声丸来服用，这是治疗急性咽炎的常用处方，但是吃了之后反而腹泻，看诊的时候咽部暗红，口渴不欲饮，老师当时就觉得不对，一看舌象为舌质红，舌苔少，脉沉细数，这是典型的阴虚舌脉象。其根本病机是阴津不足而导致的虚火上炎，所以服用苦寒泻火的药物没有效果。老师用了益气养阴、清肺利咽的方法，患者喝完三剂药后，咽痛便减轻了许多，在门诊复诊两个月后痊愈，再也没有复发过。

咽炎属于中医"喉痹"的范畴，分为急性咽炎和慢性咽炎，急性咽炎常因气候急剧变化、起居不慎导致肺卫失固，风热邪毒乘虚由口鼻而入，直袭咽喉，内伤肺胃，风热痰蕴结引起。证型可分为风邪外袭、肺胃实热、肺肾阴虚。风邪外袭顾名思义就是外感风邪在咽喉搏结，此时邪在卫表，症状较轻；肺胃实热则为外邪入里化热或肺胃热盛，热邪上灼煎津成痰，痰热互结；当肺肾阴虚时，津液不能制火，导致虚火上炎咽喉。如果急性咽炎被误治或失治，反复发作便会转为慢性咽炎。关于慢性咽炎的病机，历来认为以肺肾阴虚为主，名老中医干祖望则认为慢性咽炎"属阴虚者，十无二三，出于脾虚者，常居八九"。在岭南地区，湿热为患，加之广东人喜欢煲汤进补易酿痰湿，困阻中焦，导致气机升降失调而使咽喉不利，所以岭南地区的慢性咽炎患者多见湿热蕴脾证型。再者广东人还有饮凉茶的习俗，容易损伤脾阳，累及肾阳，所以病机常常错综复杂。

　　值得一提的是，喉痹需和梅核气区别开，两者的病因是不同的，梅核气和情志有很大的关系，往往是由情志不畅，肝气郁结，痰气互结，停聚于咽所致，梅核气所出现的咽部不适如异物感或蚁行感多是主观感受，不存在明显的病理性改变，而喉痹的疼痛是真实存在的，通常有明显的弥漫性充血水肿等其他改变。《金匮要略》里提到治疗梅核气的一个经典常用方——半夏厚朴汤，此方所主治的病机是痰气郁结，可由肝气不疏，脾胃不和所致，当气机失于宣降，津液不布，便聚而为痰，痰气相搏，结于咽喉，故而出现梅核气。半夏厚朴汤行气散结，降逆化痰，使郁气得疏，痰湿得化，则痰气郁结之梅核气自除。

三、平调五脏尤重肝脾，用药精专知常达变

迄今为止，抗生素及抗病毒药物仍是西医治疗急性咽炎的主要措施，然而长期使用抗生素会对患者造成不良影响，存在一定的局限性，且容易出现耐药性，从而使患者的病情迁延难愈，如果失治误治，还会演变成感冒、咳嗽甚至慢性咽炎。老师在治疗单纯的急性咽炎时则不会用到抗生素，既要祛除外感邪毒，又要扶助自身正气，从而正复且不留余邪。外感风邪以疏解表邪、宣肺化痰为治法，常用荆防败毒散加减，《经验喉科紫珍集·上卷》就指出治疗风热喉痹以荆防败毒散为主方，但本方药性偏温燥，如果表邪已入里化热，或者内有阴虚则不宜使用。如果是肺胃热盛则以清泄肺胃，利咽消肿为主，常用桔梗甘草射干汤加减；出现肺热伤阴时治宜养阴清肺，常用玄麦甘桔汤加减，玄麦甘桔汤也可以用来治疗以肺阴虚为主的慢性咽炎。还有一个治疗阴虚的药方——知柏地黄丸，是在六味地黄丸的基础上加知母、黄柏以降火滋阴补肾，可用于肾阴不足，虚火上炎的慢性咽炎。但来诊患者的病情往往没有这么单纯，我跟诊时见过较多的是已经演变为慢性咽炎的患者，因为多是由一些久治不愈的疑难病引起，所以就不能一张处方用到底。一开始我也觉得老师用药太灵活，不好掌握，实在摸不着

规律。老师也告诉我们，面对疑难杂症时，要站在整体观的角度来治疗，疾病与全身脏腑都有密切的关系，所以要多脏腑、多层次辨证，而不是仅仅记住几个固定的处方按图索骥。

回过头来看魏姨的咽炎，前面已经说过她是寒凉攻伐太过，损伤阳气，所以几个月都没好，老师用以温补脾肾，引火归原为主的方法，再辅以外治的漱口水，通过一番调理，魏姨的咽炎总算没有再复发过。对于慢性咽炎，重点在于平调五脏，尤其是注重调理脾胃。为什么这么说呢？《黄帝内经》曰："咽喉者，水谷之道路也。""咽主地气，地气者何？中焦脾土也。是以咽属脾系。"正是因为脾土虚弱，水谷之精微难以运化并输布到机体的各处，久之抗邪能力变弱，咽喉缺乏濡养，从而演变成慢性咽炎。随着跟诊时间变长，我也发现老师很注重患者本身的体质。每个地区的不同气候会导致不同体质，甚至每个人的体质也是独特的，所以治疗时要因地制宜，因人而异。西医治的是病，中医治的是人，西医使用对抗歼灭病邪的方法，而中医认为"正气存内，邪不可干"，所以注重匡扶正气，扶正祛邪。

老师给咽炎的患者开处方时习惯加一个漱口水的处方，玄参10克、桔梗10克、甘草5克，方中玄参滋阴清热、散结消痛，配合甘寒之甘草清虚热、解毒，苦辛之桔梗开泄肺气，且含漱治疗可提高局部药物浓度，直接被局部皮肤吸收，促进药效充分发挥，达到较好的治疗咽痛的效果。老师喜欢用岗梅根这味岭南道地药材。《陆川本草》中讲述岗梅根可"清凉解毒，生津止泻。治热病口燥渴，热泻，一般喉疾"。还有木蝴蝶，又名千层纸，有清肺热，利咽喉的作用。如果肺阴虚甚，除了用玄参和麦冬养阴生津之外，还可以加用橄榄；如果有热痰，就用海蛤壳来散肺部痰火；另外老师也喜欢用土牛膝清热解毒，活血化瘀，治疗"久病致瘀"的慢性咽炎。射干加甘草为常用药对，在清热解毒利咽的同时，又可扶助正气。

慢性咽炎病程较长，导致部分患者较为焦虑，从而肝气郁结，疏泄失常，气结于上，使咽干咽痛更加严重，需加以疏肝平肝养肝。肝郁化火可用牛膝配伍麦芽，生麦芽入肝、脾二经，兼有木之曲直、土之载物的特性，既可疏泄肝气，又能补养脾胃之气，调节气机升降，配伍沉降之药牛膝可引火下行，升中有降，降中有升。若是肝阴血不足，需柔肝养肝者，可用女贞子和浮小麦这一药对，浮小麦性凉味甘，功长于益气阴，除热。《景岳全书》记载女贞子"味苦，性凉，阴也，降也。能养阴气，平阴火……亦清肝火，可以明目止泪。"二药配伍，相须为用，益气补阴，平肝养肝。

老师每次开处方总是要求简便验廉，每方最多不超过十二味药材，每味药都是经过仔细推敲而定，每加减一味药，必有理法之依据，时令变化时，也会加减一两味药。春冬季气候寒冷，无论中老年人，还是小孩，患呼吸道疾病者特别多。有一次看完最后一位患者时，老师给我们讲了一小会儿话："现在真正湿热的岭南人已经很少见了，更多的是寒湿体质，因为户外劳动慢慢减少了，很多人都是待在家里或办公室里，长期开着空调，出汗少，运动少，再加上常吃寒凉的蔬菜水果，就把脾胃搞坏了。"他又说："广州是一个生活节奏很快的城市，特别是白领人群，工作压力大，熬夜多，除了脾胃差，还夹有肝郁。"所以老师在临床上也十分重视饮食、起居、情志、劳逸等方面的调摄，他除了会反复交代煎服方法，还会提醒患者注意饮食习惯，给他们提供一些煲汤的药膳方子，遇到记不住的老人家，就写在病历上。

四、视体质巧选对证食物，三因制宜精准处方用药

咽炎受到日常饮食习惯的影响很大，所以慢性咽炎患者要根据自己的体质针对性地选择食物，平时注意食物的寒热温凉。中医讲究药食同源，一些脾气虚弱的患者可选用性质平和的食物进行调补，体质虚寒的患者则以性质微温的食物如羊肉、牛肉、扁豆、山药、大枣等进行温补；阴虚或体质偏热的患者则宜选用性质微凉但能滋阴润燥的食物，如萝卜、百合、雪梨、苹果等润补。

老师在治疗咽炎时常以三因制宜的原则作为指导。因时制宜方面，由于四时主气不同，其所主六淫邪气也各有所异，风为春季主气，其性善行而数变，易犯气道，临证时老师多配

伍风药以祛风止咳。夏季暑热当先，故常用藿香等发表解暑；步入长夏后暑湿盛行，老师便加用苍术、厚朴等醒脾化湿。秋季燥邪犯肺，多咳而少痰，对此老师常用北沙参、麦冬等滋阴润肺。冬季风寒犯肺，易使肺系旧疾发作并加重，适合用紫苏叶、细辛等温肺散寒。

因地制宜方面，老师会根据岭南气候潮湿闷热、湿热并重的特点，喜欢在用药配伍时，用一些岭南本地草药。如暑湿常予广藿香；夹有食滞时，选用破布叶。咽痛明显时，加入岗梅根等。湿热泄泻常以鸡蛋花清肠止泻、利湿消滞。此类药品具有清热不伤阴之效，无虑伤及胃气之弊。

因人制宜方面，由于岭南地区湿热盛，小儿脾胃易于呆滞，故慢性咽炎往往在本虚的基础上又呈现出夹湿、夹痰、夹滞的特点，在诊疗中应审慎辨证，配伍健脾理气、祛湿化痰、消食导滞之品，而岭南药材均可建树。而年老体弱、素有肺疾者荣卫枯涩，脏腑气血已衰，故需要调补脾肾，用药精当，中病即止，注意慎用大寒大热之品。

第八章

口腔溃疡连年不愈，审察病机药食相配

2015年6月22日
夏至

一、凡口疮服凉药不愈者，乃中气虚，相火泛上无制

今天又是艳阳高照的一天，早上六点已经可以见到太阳，到了中午，气温升得更高，在大街上走路时也会汗流浃背。在广州，进入夏至后经常能见到不少人在凉茶铺前停下来，饮一碗凉茶来消暑。

六月之后，门诊来看慢阻肺、支扩、哮喘的患者比之前似乎少了一些，而看感冒、皮疹、胃口不好的患者好像更多一点。其中，有一位患者是看口腔溃疡的。《素问·气交变大论篇》曰："岁金不及，炎火上行……民病口疮，甚则心痛。"经文中指出口腔溃疡的基本病因为火、热，对应的治法应该是以清热泻火为主，但是老师开的处方中清热类药物仅有两味，其他药物与清热好像没有多大关系。

这是一位来自潮汕、反复口腔溃疡的患者，患病已有六年余，一直都没有断根。刚开始，患者在工作劳累或进食辛辣刺激、大温大补之品时会出现口腔溃疡，自行喷一下西瓜霜或是到凉茶铺喝一碗凉茶，溃疡就会逐渐消退，但是渐渐地，这些办法也没有什么作用了，而且口腔溃疡比之前发作得更加频繁，甚至有时用了这些清热泻火的中药治疗后，病程反而会延长。来诊时，可见患者左侧舌边缘有一溃疡，创面糜烂，红

白相间，患者自觉疼痛难忍。而且他的情绪比较紧张，旁边的家属更是道出他平时除了情绪紧张外，脾气也不太好，经常无缘无故或是遇到一些小事就生气、发脾气。此外，患者平时吃得比较多，饱食后易胃脘胀满不适，自己也容易感到周身疲倦乏力，口干口渴，睡眠也不太好，较难入睡且易醒，大便也偏烂。

从症状上来看，这位患者有疲倦乏力、胃胀不适、大便偏烂等脾虚症状，也有情志不畅的肝郁之象。如果单从这些方面来看，确实应该从调肝、调脾入手。再看舌象，舌边红，舌苔黄、厚腻、微干，呈现出一派湿热之象，有火且有热。一般来说，清热泻火应该可以稍微缓解，但是为什么用了清热泻火的中药之后并没有比之前减轻，反而发作得更加频繁、发病的时间拖得更长呢？难道是我们平时所喝的凉茶祛湿之力比较弱，还是这些凉茶没有调肝、调脾的功效？

于是我查找了一些比较常见的凉茶配方——二十四味凉茶。广东传统凉茶号称二十四味，主要成分包括岗梅根、白茅根、凉粉草、鸡蛋花、夏枯草、冬桑叶、野菊花、绵茵陈、积雪草、车前草、苦地胆、水翁花、金银花、木棉花、紫苏叶、薄荷、破布叶、半边莲等。这些药物大多为清热解毒之品，其中有像鸡蛋花、车前草、破布叶等清热祛湿之品，也有像夏枯草、绵茵陈等专清肝胆之火之品，唯有调脾的功效似乎只是着重于祛湿以使脾运，这应该是患者服用了凉茶但是却没有起效的关键？

二、口疮为病之标也，治当推求其本

　　我本以为看完舌象、把完脉，问诊也已经结束了，应该可以开药了，但是没想到，老师又开始"闲话家常"了，和患者聊起了潮汕的美食，还问患者平时在哪里吃饭？一日三餐吃的是什么？

　　患者是"地道"的潮汕人，"烹调味尽东南美，最是功夫茶与汤"，所以平时比较喜欢饮茶和吃汤饭，而且吃瓜果蔬菜比较多，得了溃疡之后，因为要降火，所以一周中几乎有三四天会吃苦瓜煲，牛肉这些反而吃得少了。

　　突然老师问我们："你们知道为什么我要问他的饮食吗？"我回答道："因为这位患者有脾虚的症状，脾为后天之本，饮食不节会损伤脾胃。"老师继续说："这只是其一。还有另外一个方面，和我们的治疗方法、治则有关，你们再回去好好想想。"

　　我是一个地地道道的北方人，来广州已有一年半了，起初非常不理解，这里的人稍微吃点什么，就会说"上火""热气"。一起轮科的芳芳是地地道道的广州人，中午在医院饭堂吃饭，午后就说"上火"了，怀疑就是煎炸小酥肉害的。我心想："吃个小酥肉就能上火？"现在想想确实如此，因为岭南地区的人体质不同于北方人，岭南人的体质可概括为"阳浮阴闭，元气不固"，应该分为三类，如"上焦多浮热""中虚多湿蕴""下元多寒湿"。

回到寝室跟室友吃完饭，我查阅了中医治疗口腔溃疡的相关资料，发现辨证治疗口腔溃疡的时候，也需辨清究竟是实火还是虚火引起的，"总之，人之口破皆由于火，而火必有虚实之分"。实火与进食辛辣、温燥之品关系密切，虚火则因过用寒凉之品损伤脾阳导致虚火上炎。张景岳指出："口舌生疮，固多由上焦之热，治宜清火，然有酒色劳倦过度，脉虚而中气不足者，又非寒凉可治，故虽久用清凉终不见效。此当察其所由，或补心脾，或滋肾水……方可痊愈。"

对于口腔溃疡的病因病机，除了之前提到的火、热之外，历代医家还认为"论曰口疮者……又有胃气弱，谷气少，虚阳上发而为口疮者，不可执一而论，当求所受之本也"，故脾胃虚弱也可导致口腔溃疡。且《丹溪心法·口齿篇》中提道"口疮，服凉药不愈者，因中焦土虚，且不能食，相火冲上无制"，进一步说明脾胃与口疮的关系十分密切。且脾开窍于口，舌为心之苗，脾与胃互为表里，临床上口疮与心、脾、胃等脏腑关系最为密切。但《证治汇补》云："口疮虽由脾热，然分赤白二种。白者肺热，赤者心热，赤白相兼者心肺俱热，不独脾病也。"由此可见，治口疮离不开治脾。

口腔溃疡在不同时期具有不同的特点，老师在治疗时常常分期论治，可分为急性期、迁延不愈期、缓解期三个时期。《外科正宗》中提道"口破者，有虚火实火之分，色淡色红之别。虚火者，色淡而白斑细点，甚则陷露龟纹，脉虚不渴……
实火者，色红而满口烂斑，甚则腮舌俱肿，脉实口干……"，
急性期多属实证，以实火为多，溃疡多因心脾积热，循经上扰
所致，故溃疡的创面一般较深，面积较大，疼痛较甚，溃疡面
呈红色或黄色，周围红肿，多伴口干烦渴、口苦口臭、眠差急
躁、舌红苔黄等实热证的表现；迁延不愈期和缓解期多属虚证
或虚实夹杂证，溃疡面多呈淡白色或淡红色，红肿不明显。实
火以祛火为主；虚火以补为原则，兼降虚火。

从症状和病程上来看，该患者应该是处于迁延不愈期。
对于该时期的患者应先治本，审因求本，兼以治标。平时患者
过食寒凉清热之品，损伤脾阳，阳虚不潜，虚火上炎，蚀灼
口腔，故引起口腔溃疡。加上患者平素情志不畅，影响肝之疏
泄功能，进而导致脾胃气机升降失和，脾失运化，食滞于内，
郁而化热，循经上炎，故发为口疮。脾虚为发病之本，食滞为
标，肝郁为因，治疗上，以太子参、炒白术、麦芽疏肝健脾，
陈皮、砂仁、木棉花行气调中、健脾利湿，浮小麦、女贞子养
肝血、补肝阴以柔肝，煅龙骨平降肝阳，夏枯草、炒黄连清肝
泻火，茯神安心神。相对于急性期、缓解期而言，迁延不愈期
既有实火，又有虚火，故治疗上需同时清实火与祛虚火。而且
口腔溃疡的复发往往与情志、饮食、熬夜、劳累等诱因相关，
故迁延不愈期更应辨清诱因，及时消除诱因。像这位患者主要
是由情志不畅所诱发，故治疗上要注重调肝。

虽说"急则治其标，缓则治其本"，但是清代沈金鳌曰：

"凡口疮者，皆病之标也，治当推求其本焉。"故无论是口腔溃疡急性期的治疗还是迁延不愈期、缓解期的治疗，都需兼顾标本，治标的同时亦治本，而口腔溃疡常以脾虚为本，以火、湿、热为标，因此在健脾的基础上，辅以清热化湿、滋阴降火、益气升阳等，共奏标本兼治之效。

三、药食同源，善治药者不如善治食者

中医素有"药食同源"之说，杨上善在《黄帝内经·太素》中提道"五谷、五畜、五果、五菜，用之充饥则谓之食，以其疗病则谓之药"。所以平时饮食得宜，则气血充足，阴平阳秘，脏腑功能得以濡养，神清而体壮；若饮食不节，则易损伤脾胃，阴阳失调，百病由生，即使进食补益之品，亦会成为无益之物，甚至加重病情。所以在临床上，特别是涉及脾胃病的辨治时，对患者日常饮食的掌握显得尤为重要。

在这方面，老师可以说是"美食通"，无论是南方还是北方，国内还是国外，虽然有些地方老师并没有去过，但是都能知晓当地人的饮食习惯，平时吃什么东西。他经常在门诊上强调："要想看好病，就要了解当地人的饮食习惯。"像桂林人喜欢吃米粉加酸笋，而笋的性味是偏寒的，加上桂林是山水之地，水也因山石中富含的石膏成分而变寒，所以桂林人的体

质时常偏寒，治疗时也会少用寒凉之品。

　　然而各地人的饮食习惯并非我们想象中的那样简单，不仅是因为这些食材在当地比较盛产，所以当地人才吃得比较多，而且还与当地人所处的地域环境、所从事的劳动工作息息相关。潮汕地区邻近大海，以往的人们大多从事渔业，在海上航行，烈日当空，经常汗流浃背，所以食用苦瓜煲、汤饭等清热消暑。然而对于这位潮汕患者来说，这些清热消暑之品并非良品，反而会损伤脾阳。此外，还要入乡随俗，北京人喜欢吃烤鸭，而在南方吃烤鸭就不适合了，南方地区相对潮湿、炎热，像烤鸭这类经炉火烘烤之品，易使体内之火更盛，加上感受岭南湿热之邪，容易咽喉肿痛、面部生疮。因为通晓各地人的饮食习惯，所以很多时候老师通过问诊就能找到其中的病因。

　　老师除了会在问诊的时候知道患者的饮食习惯，更多的时候是一望而知的。像脾虚食滞的患者，通常除了有脘腹胀满、大便难解等症状外，面色也会稍黄一点。小儿更是明显，除了面色黄，手掌、脚掌也会变黄。

　　在治疗口腔溃疡时，老师常用木棉花和炒麦芽配伍来治脾虚水湿内生之证。脾虚和湿邪互为病因，相互影响，脾虚则无力运化水湿，水湿运化输布失常则湿邪加重。且脾喜燥恶湿，湿邪久停为患，易损伤脾脏导致脾运失常更甚。木棉花健脾祛湿，炒麦芽"能腐化水谷，且脾主湿，血和而湿行，湿行而脾运"，两者同用，相辅相成。

　　此外，老师还常用到玄参和牛膝、生地黄和麦冬这两对药对。其中，玄参、生地黄、麦冬都是临床上养阴保津的常用药，但三者各有区别。玄参壮水制火，寒而不峻，润而不腻，直走血分而通血瘀；生地黄补而不腻，兼能走络；麦冬则能补能润能通。三者配伍，可起到增水行舟、滋阴润燥、凉营解毒的功效。玄参，禀至阴之性，专主热病，味苦则泄降下行；牛膝，走而能补，性善下行。在治疗口腔溃疡时，因两者的药性均下行，故可引其浮越之火下行，增强滋阴降火之功。而生地黄性禀至阴，滋润寒凉，功专散血，能入血凉血；麦冬清凉润泽，凉金泻热，为生津除烦、泽枯润燥之上品，二者均可养阴增液。两者配伍，既可清热凉血，亦可润燥金而清水源。

上焦虚火多可用上述药对祛除，上焦之火多属实，临床中黄连上清丸是比较常用的中成药。黄连上清丸来源于我国明代著名医家龚廷贤的《万病回春》，由清肝明目散化裁而成，为清热之要药，方中黄芩、黄连、栀子、连翘等擅清热解毒；桔梗、薄荷、菊花清利头面郁热；玄参、葛根、天花粉清中焦之热；大黄泻火通便，引热下行；当归、川芎、姜黄活血消肿止痛，共治三焦积热，心火上炎，口舌生疮，为降火清热之品。

四、三焦分治，用药权衡

很早之前，古代医家就开始从三焦论治口腔溃疡。薛己在《口齿类要·口疮》中记载道"口疮，上焦实热，中焦虚寒，下焦阴火"，为后世从三焦辨治口腔溃疡提出总纲。此后关于三焦辨治口腔溃疡的论述也不少。

《太平圣惠方·治热病口疮诸方》中提道"夫热病……上焦烦壅……故口舌生疮也"，认为口疮的病因是外感热病，邪气壅滞留于上焦，故治以清宣邪热为主。也有医家有不同的想法，明代王肯堂在《证治准绳》中指出"心脉布舌上，若心火炎上，熏蒸于口，则口舌生疮"，认为病在上焦者责之于心，舌为心之苗，手少阴之别上系舌本，心火循经上燔可发为口疮。并且根据五行的生克关系，肝属木，心属火，肝为心之母，肝火亢旺，母病及子而导致心肝火旺，进而上炎而成口疮。治疗时除了要清心火，还要治肝。

从中焦来看，关于口腔溃疡的病因病机及治法似乎较为统一，大多医家认为中焦脾虚为主因。朱丹溪提出"口疮服凉药不愈者，因中焦土虚……相火冲上无制"，服用寒凉药物后出现口疮不愈者，与中焦虚寒相关。赵献可在《医贯》中说道"盖用胃虚谷少，则所胜者肾水之气，逆而乘之，反为中寒，脾胃衰微之火，被迫炎上，作为口疮"，他认为中焦脾胃虚损导致火迫上炎，因而发为口疮。由于脾胃虚弱而产生的"火"，本质上为虚火；而且脾虚易生湿邪，虚火易被湿邪所伏，导致火热难清。所以在治疗上以调脾为主，先醒脾以助运化水湿，再清火使湿祛而火亦散。老师在治疗迁延不愈期的口腔溃疡时，多从中焦论治，在健脾的同时除胃中积热，理清兼夹之病邪，常常清温并用。

在下焦者，与肾之阴阳失调密切相关。《医碥·杂症》认为"下焦虚寒，逼其无根之火上炎"，下焦阴寒过盛可逼迫下焦之火上炎而发为口腔溃疡。《圣济总论》则指出"又有肾气弱，谷气少，虚阳上发，而为口疮者"，提出肾阴虚和肾阳虚均可导致口疮的发生。肾阴虚则虚热内生，虚火上炎口舌；肾阳虚则阴寒内盛，阴盛格阳，虚阳上越。《景岳全书·口舌》亦谓："凡口疮六脉虚弱，或用寒凉不效者，此系无根之火。宜理阴煎之类反治之。"因此治下焦离不开补肾敛火，阳虚者补阳，阴虚者补阴。这一类患者多数都是"夜猫子"，喜欢熬夜，又不懂得把消耗的"库存"及时补足，在某一个阶段凭着自身的"正气"可以扛过去，但是日久身体则会开始"报警"。

治疗口腔溃疡，切忌抓着"清湿热"而不放，即便有热有湿也要看是几分热几分湿，而不是看到湿热就清。老师在治疗口腔溃疡时，更多的是抓住其本，处方简简单单，每一味药都有各自的任务，排好阵势，部分药专治当下之急，部分药守住底线，老师不是在治病，而是在治病的人。

第九章

发热病因多样化，
表里虚实宜分辨

2016年8月23日
处暑

一、外感发热难治愈，湿邪为患莫忽视

　　处暑时节，三伏已近尾声，白天热，早晚凉，昼夜温差较大，不时有秋雨降临。此时虽不像夏天那样酷暑难耐，但仍然很闷热，加上雨水多，非常湿热，不过整体气候渐趋干燥。暑、寒、湿、燥，各居其位，不分主次，难以捉摸，没有定数。人们对夏秋之交的冷热变化容易不适应，一不小心就会引发呼吸道等方面的疾病。再加上自然界阳气由疏泄趋向收敛，人体内阴阳之气的盛衰也会随之转换，阳气渐弱、阴气渐盛，疾病容易乘虚而入。

　　一个七岁半的小男孩，由他妈妈带着来看病。三天前在商场的游乐园玩耍之后，当天晚上就出现发热，最高体温38.7℃，伴恶寒，服用美林后可退热，但发热反复，现在体温38.1℃，鼻塞，流清涕，偶尔有痰，难咳出，口不渴，胃口不好，大便不成形，因为发烧，睡觉也不踏实，舌质淡，舌苔白，脉浮紧。这是一个简单的由外感风寒引起的发热案例，老师用辛温发汗解表的方法，邪气一般都可以透解，从外而解，发热也就好得差不多了。但是应该让家长意识到，岭南地区地势低而靠海，夏季湿温多雨，户外闷热，但室内常有空调制冷，往往变成人造风寒，所以岭南地区的夏季处暑之时，小儿外感发热除感暑、湿邪外，还有感受来自室内空调的风

寒之邪。

在岭南地区还常常会夹湿，湿邪会困阻中焦脾土，使脾胃失去正常运化水湿的功能，从而凝结成痰，而痰湿之邪一旦与风寒之邪相夹，则病势缠绵，热难速退，病情就会更加迁延难愈。记得上周有一位七十九岁的老人家来看病，反反复复发热十余天，最高体温37.9℃，怕冷，发热的时候呕吐过两三次，有咳嗽，咳痰多，痰色白质黏，咽喉不适，纳差，小便正常，大便烂，舌质淡，舌苔白、稍腻，脉沉弦。这位老人家的发热病机比较复杂，不只是单纯的外感发热。人到老年，脏腑功能越来越衰弱，肺气虚，卫气不足，所以容易受到风寒病邪的侵袭。且患者久居岭南湿地，脾虚湿蕴，正虚邪恋，从而导致疾病缠绵难愈。

二、发热有内伤外感之别，巧问诊分辨病之所来

发热一般分为外感发热和内伤发热，凡外感六淫之邪，导致脏腑经络气血失调而引起发热者，属于外感热病，多归属于中医的"伤寒""温病""瘟疫""四时感冒""时行感冒"范畴，一般病情较轻，病程较短，预后较好。中医认为这是人体正气与邪气斗争的反应。

对于外感发热的病因病机，《伤寒论》首先总结和提出了由寒邪引起的以发热为主要临床表现的一类疾病的辨证论治规律，即"六经辨证"，有发热恶寒之太阳证、寒热往来之少阳证、但热不寒之阳明证；清代叶天士创立了卫气营血辨证方法，如发热、微恶寒，口微渴，脉浮数之卫分证；壮热、恶寒，口渴苔黄，脉洪大之气分证；身热夜甚，心烦躁扰，吐血，衄血，便血，斑疹显露，舌绛红之血分证。叶天士的《温热论》对温热病的感邪、发病、传变、治疗均作了原则性的论述，丰富了察舌、验齿、辨斑疹等温病诊法，可称为温病学学科的奠基之作；吴鞠通所著的《温病条辨》确立了系统的温病学诊治体系，创立了三焦辨证方法，他在《温病条辨》中指出"温病由口鼻而入，鼻气通于肺，口气通于胃，肺病逆传，则为心包；上焦病不治，则传中焦，脾与胃也；中焦病不治，即传下焦，肝与肾也，始上焦，终下焦"，反映了通过热病影响到脏腑的趋势来判断预后，对临床治疗具有重要的指导意义。

内伤发热则是指以内伤为病因，以脏腑功能失调、气血水湿郁遏或气血阴阳亏虚为基本病机。一般起病较缓，病程较长，临床多表现为低热，有些仅自觉发热或五心烦热而体温不升高，也属于内伤发热的范畴。内伤发热这一病名，首见于秦景明的《症因脉治·内伤发热》。内伤发热的原因，包括气虚、阴虚、阳虚、血虚、气郁、血瘀、食滞等，就内伤发热而言，其病理变化十分复杂，虚实夹杂，但多以虚为主。内伤发热和外感发热可互相转化和兼夹。

老师在治疗发热的过程中，非常重视问诊，尤其注重问清患者的主诉，再围绕主诉及其伴随症状展开，每一句问诊都包含着对疾病本质的探求。那个七岁半的小男孩，他妈妈说他发热，单从这一个症状不能得出辨证的结果，因为发热有外感发热、内伤发热之别，需要进一步了解患者有没有恶寒头痛，再看舌脉象，是不是脉浮，舌苔是否薄白，起病多久？如果病属初起且以上症状皆具备，则可以初步诊断为外感发热。但至此还要进一步辨别，是风寒发热，还是风热发热。如果口不渴，舌质淡，脉浮紧，则为风寒发热；若口渴，舌质红，脉浮数，则为风热发热。望、闻、问、切各有其独特的作用，又各有一定的局限性，不能互相替代，必须诸诊法合参，才能全面收集辨证论治所需要的全部资料。《黄帝八十一难经·六十一难》谓："望而知之谓之神，闻而知之谓之圣，问而知之谓之工，切脉而知之谓之巧。"

再看那位七十九岁的老人家，细问之下可知他在晚饭后散步时淋了雨，初步确定是由于受凉、吹风、淋雨引起的发热，其病因可能为风、寒或湿，也可能为风寒湿相兼，故需要进一步问诊。患者发热时怕冷，无汗出，说明其病因可能为寒湿等阴邪，阴邪郁闭于表故无汗。患者有咳嗽，说明病所牵涉肺脏，呕吐清水涎沫，咳痰量多黏稠，多有痰湿之邪。经治疗后热势有所减退，但辄复发热，病程持续十余天，来诊时，患者精神疲倦，纳差，大便烂，说明兼有里证，内伤发热证据确凿。结合患者的舌脉象，考虑老人家由于素体脾胃虚弱，阳气衰退，不慎受凉，外感风寒之邪，卫阳被郁，正邪相争，阳虚寒遏，阳气不得宣发，郁而发热，风寒客于肺则咳嗽、咽喉不适；脾为生痰之源，脾失健运则痰湿内盛，导致胃纳差，大便偏烂；痰湿内蕴于肺则咳大量白色黏痰；脾胃为气血生化之源，脾虚则气血不足，故精神疲倦。舌质淡，舌苔白腻，脉沉弦均为外感风寒，脾虚湿蕴之象。内伤与外感相互影响。诊察既要全面系统，又要突出重点，力求详而有要，简而不漏。医者要避免无目的地望、不必要地闻、当问不问和应切未切等缺点，使四诊资料更好地为辨证论治提供必要的依据。

三、知常方能达变，辨治多类发热

在论治外感发热方面，老师主张以透邪祛实为主，兼顾伴随症状，注意固护阴液，益气扶正，强调不能逢热病就清热利湿。小儿外感发热病初之时，正气未衰，邪气尚未入里，故可发汗而解之，风寒证则治以辛温，风热证则治以清透。小儿又为纯阳之体，邪气入里，易从实化、从热化，发热具有起病急、传变快、病热重等特征，如果疾病进一步发展，外邪会通过卫气入营入血，从而出现惊厥、昏迷等症状，所以感受外邪之后，需要及时治疗，截断病势，防邪入里传变，以透邪外出为要。

　　内伤发热的治疗总体当遵循"实则泻之，虚则补之"的原则，根据病机而采用有针对性的治法。老人虽然风寒外感，表现出典型的恶寒、咳嗽等多种外感症状，但是其体质衰弱，阳气不足、脾胃亏虚乃疾病之本质问题。所以在给他治疗的时候，老师用温开通行之品开表调和营卫，"病痰饮者，当以温药和之"，再加健脾祛湿化痰之品以进一步调理中焦，最后用益气扶正之品。有时如果阳虚甚，不仅要解表扶正，还要潜阳，防止表开伤正，阳气涣散后不能潜藏，反而不利于疾病的恢复。

　　经行发热是妇科的常见病之一，历代医家认为内伤虚损、客邪致病、血虚、阴虚等都可导致经行发热。老师认为其根本病机是气血失调，临床上多见于肝郁气滞、血瘀血虚者。因为女子行经有赖于肾脏及肝脏的功能，肝主藏血，肝气郁结、肝血亏虚可使血行迟滞，瘀血形成，阻滞冲任，经期气血不可下行，从而导致经行发热，所以要注重疏肝理气，补肾养血。

　　此外，妊娠发热也是临床上常见的妊娠期疾病，此病若不能得到及时治疗，可能会导致胎动不安，胎儿畸形，甚至流产等不良后果。妇女妊娠后，脏腑、经络之血下注冲任以养胎，常使孕妇气血不足，再加上特殊的生理特性和饮食习惯，容易感受外邪而发病。所以治病要与安胎并举，祛邪时勿忘护胎，用药需谨慎，不可妄下峻下、滑利、破血、耗气之品。

　　用药方面，老师喜欢用柴胡这一味药，少阳发热用柴胡配黄芩，《本草汇言》曰："清肌退热，柴胡最佳，然无黄芩不能凉肌达表。"黄芩配伍柴胡能清气分之热，属相使之用，以柴胡透解半表之邪，取黄芩清泄半里之热，一透一清，则少阳发热可解。暑湿发热用柴胡配伍藿香，藿香性温而不燥，化湿又能发表，为解暑之上品，善治暑湿为患，与柴胡配伍，对在表有风寒之邪、在里湿阻脾胃者适用。提到藿香就不得不说藿香正气散，这个处方是用来治疗外感风寒，内伤湿滞所致的恶寒发热、呕吐泄泻、头痛、脘腹痞满等症。方中藿香味辛，性微温，为芳香化湿之要药，能化湿止呕，理气和中；紫苏味辛，性温，解表散寒，行气宽中，和胃止呕；白芷味辛，性温，解表散寒；半夏燥湿化痰，和胃止呕；陈皮理气和中，燥湿化痰；厚朴、大腹皮行气消胀；白术、茯苓健脾利湿；桔梗宣肺，利胸膈之气；甘草益气合中，调和诸药。

若风湿痹阻经络，可用柴胡配伍威灵仙，威灵仙性善走，能通经络，祛风湿，配合柴胡疏理气机，可祛风痰湿邪。另外还有柴胡配伍青蒿，青蒿气味芬芳，性寒而不伤胃，疏达清透，清香化浊，二药伍用，相辅相成，共奏和解少阳、清化退热之功。老师治疗阴虚发热者，常用滋阴清热法，首用青蒿鳖甲汤。方中鳖甲味咸，性寒，直入阴分，滋阴退热，入络搜邪；青蒿味苦、辛，性寒，其气芳香，清中有透散之力，清热透络，引邪外出。两药相配，滋阴清热，内清外透，使阴分伏热有外达之机，共为君药。即如吴瑭自释："此方有先入后出之妙，青蒿不能直入阴分，有鳖甲领之入也；鳖甲不能独出阳分，有青蒿领之出也。"生地黄味甘，性凉，滋阴凉血；知母味苦，性寒，质润，滋阴降火，二药共助鳖甲以养阴退虚热，为臣药。牡丹皮味辛、苦，性凉，泻血中伏火，以助青蒿清透阴分伏热，为佐药。诸药合用，共奏养阴透热之功。

正如李东垣《内外伤辨感论·饮食劳倦论》所云："无阳以护其荣卫，不任风寒，乃生寒热，皆脾胃之气不足所致也。"体质较强之人感受外邪引起发热，可以一汗而解；而脾胃气虚之人感受外邪引起发热，须用甘温除热法取效。所谓甘温除大热法，即用以甘温药物为主，治疗内伤发热的方法，补中益气汤便是其中的经典方剂。方中黄芪味甘，性微温，入脾、肺经，补中益气，升阳固表，故为君药。配伍人参、炙甘草、白术，补气健脾为臣药。当归养血和营，协人参、黄芪补气养血；陈皮理气和胃，使诸药补而不滞，共为佐药。少量升麻、柴胡升阳举陷，协助君药以升提下陷之中气，共为佐使。炙甘草调和诸药为使药。

四、寻发热根源治疗，免后遗症之祸端

民间有句谚语："处暑天还暑，好似秋老虎。"尽管处暑天气尚热，但是与三伏天的闷热不同，阳气已经开始收敛，阴气也在慢慢增加，早晚比较凉快，夜寝时应关好门窗，腹部盖薄被，注意胃部保暖，防止脾胃受凉。小孩子体质弱，脾胃稚

嫩，更要注意夏秋之交的冷热变化，一不小心就容易引发呼吸道、胃肠等方面的疾病。

　　有些家长在发现小孩子发热后，喜欢用清热泻热的方法去降温，尤其是在处暑等节气，满脸通红、满头大汗就以为是暑热造成的，结果用大量的清热药使热退之后就出现了一系列后遗症，如腹泻、咳嗽、流涕、出汗多等，有的小孩子还会反复发热，殊不知是掉进了疾病表象所设下的坑里。临床证候病性为寒、热、虚、实的传变，需要和病位、病邪等结合起来分析，如果用药不遵循寒热虚实、不辨内伤外感，就会破坏机体本身"阴平阳秘"的状态。我们知道小儿的脾胃弱，年龄越小的孩子越要注意用药，因为小儿的脏腑非常娇嫩，不要说用药，就是食物吃多了、吃错了，对孩子的影响都很大。退烧针、抗生素等也是寒凉性质，过早地使用后，看上去温度是退下去了，症状减轻了，但是久而久之会伤正气，体质就会越来越弱，以至于容易出现各类后遗症。还有的家长专注于退烧，忽略了发烧背后真正的病因，导致退热药疗效一过，发热又开始反复，那就是在掩耳盗铃。所以需要通过现象把握本质，把握病位的传变趋向，小儿发热的病因病机都是有迹可循的，辨证准确，才能得到有效的解决。最后持续的高热会耗气伤津，因此在小儿退烧后，需要注意补气养阴，调补脾胃。

第十章

痹病贵在明其理，
知其"通"与"变"

2016年1月20日
大寒

一、膝盖肿痛手足冷，阳虚寒湿应明辨

　　今天正是大寒，《授时通考·天时》引《三礼义宗》解释道："大寒为中者，上形于小寒，故谓之大……寒气之逆极，故谓大寒。"极言大寒之冷。外面还下着雨，我连忙去把诊室的窗户关小，仅留一点空隙通风。此时老师正好进来，即将开始一天的门诊。老师身着薄薄的秋季外套，套上白大褂，看着我们一个个穿着厚实、唇色暗淡、双脚不停地发抖、冻到缩成一团的模样，爽朗地笑道："你们一个个都冷得瑟瑟发抖，这要批评一下，平时锻炼不够，今天冷吗？你们看看我，这几天我还在家里洗冷水澡。"大家瞪大眼睛望着老师，一同点点头。老师又放下一壶刚打的热水，"带了水杯的等下喝点温水暖暖。"简单寒暄过后，我们便迎来了今天的第一位患者。

　　"唉，慢点，慢点，好疼。"一位老爷爷一手扶着腰，一手撑着膝盖，在儿子的搀扶下慢慢走入诊室。我连忙起身拉开椅子，帮忙扶了一下老爷爷，让他先坐下。

　　"来，今天让你来问诊一下，有什么漏的我再补充。"老师示意我来问诊，我带着一点点紧张，看了一下患者递来的病历，稍微梳理了一下思路，便开始询问老爷爷。

　　"李爷爷，您好，请问您最近哪里不舒服呢？"

　　"唉，我这膝盖啊，脚趾啊，还有腰都疼得不行，走路都走不动咯。"

"痛了多久呢？还是最近因为什么突然加重啦？觉得哪里最疼呢？"

"一直都有点疼，很多年前就查出来尿酸高，最高七百多咧，一直都有吃西药控制，只是偶尔觉得疼。最近天气突然冷了很多，前天我走路去买菜，路上淋了一点雨，而且风太大了，回到家后，当天晚上就感觉身体开始痛了，吃了药都控制不住，特别疼，尤其是膝盖，弄得我现在走路都不行了。"

"胃口好吗？睡眠呢？"

此时老师轻轻拍了拍我的肩膀，说道："问诊不是这么问的，这种跳跃性思维，会影响辨证，先要围绕着主诉，进行针对性的问诊。问诊可不是闲聊，我为什么看病看得那么快，你们以为就坐在这里随意闲聊几句就开始看病了？我看病看得快，是因为当我第一眼看到患者的时候，望诊基本就结束了，患者一坐下来，从搭脉到问诊的过程就是一个辨证的过程，当我详细问诊完一个患者，处方基本就出来了。"

问诊对于中医诊断而言非常重要，"诊病之要领，临证之首务"。问诊的技巧之一是要抓好主症，表现于外的症状和体征纷繁复杂，抓住主症往往可以确定"证"的切入点，通过问诊得知的信息中，主症也要分清主次，问诊时不能被动地跟随患者阐述的一点一滴。一名会看病的医生，应该要具备引导患者表述主症的能力，问诊要有主次之分。

"李爷爷，您觉得是怎样的痛法，我给您描述一下，是觉得酸痛，还是刺痛，或者是隐隐作痛？"

"是酸痛，外面风好大，我好怕风吹，一吹就好疼。"我边听边在纸上记着：久病，持续性疼痛，酸痛，恶风。

由于李爷爷穿着厚厚的裤子，不方便直接用手触摸膝盖，我便继续问道："李爷爷，您膝盖疼痛的地方有没有红肿？平时摸起来温度是比较低还是偏高的呢？"

"那倒没有，现在主要还是肿，以肿痛为主。摸起来呢，感觉温温的，偶尔凉凉的。"

"平时会不会觉得身体比较冷，而且也比较怕冷？"

"是的，手脚都冷冷的，腰也是，腰还酸痛咧，最近也是特别怕冷。"

"平时吃东西胃口怎么样？吃完饭会不会容易腹胀？"

"唉，平时都不怎么想吃东西，勉强吃一点，就觉得胀胀的，还经常打嗝、嗳气。"

"平时大便怎么样，成不成型？"

"偏稀咯，有时还会拉肚子，拉完就舒服一点。"

"晚上需要起夜吗？"

"近来特别频繁，上一次说前列腺也有问题，人老了问题就是多，但是吃了前列腺药后感觉也不见好，每晚至少有三四次夜尿，但这些跟关节痛比起来，都不是什么问题。"

我又继续冥思苦想，生怕自己有什么遗漏的地方，想了好一会儿，便和老师说："老师，我问完了，您看看我问得全不全？"

老师并没有马上回答我，而是反问我："那你说说这位患者的情况。"

我略加思索，回答道："受大寒节气的影响，患者出现由风寒湿之邪引起的以肢体关节疼痛、酸楚、麻木、重着及活动障碍，甚或关节肿大变形，应是痹病。证型的话，根据刚刚的问诊初步判断，应是脾肾阳虚，寒湿痹阻？"

老师笑了笑，接着说："好，那你开方看看？"

我说："右归丸加减吗？但是只是温阳，担心会燥热，应当要加祛风除湿通络的药？"

"所以如果让你来选方用药，是不是都是以补阳药为主？"

"是的。可是我以前帮其他老人家看病的时候，遇到过类似的证型，用补阳药的效果好像一直不太好，单纯祛风通络止痛类的药物疗效也是一般。"

老师笑了笑，让李爷爷张开嘴巴看了看舌头，又摸了摸脉象，而后转头对我说："你和李爷爷一起听好喽。"接下来，老师说的话让我豁然开朗。

二、夫用药之法，贵乎明变

"你问得差不多了，但还是漏了一点，即患者本身的体质。李爷爷因天气骤寒导致疾病加重，那么在疾病加重之前患者就是阳虚吗？这也要细究其疾病之本。刚刚他的舌头你们也看到了，舌体胖大，边有齿印，舌质红，舌苔白腻，两手脉象都是偏细而无力，其中左寸细数，左尺沉细，右关濡细。老人家，您平时晚上睡得怎么样，会不会比较容易做梦呢？"

李爷爷深以为然地点点头："是的喽，晚上睡觉时老做梦，整天还担心儿子，什么时候才能结婚让我抱孙子，还会做其他梦，又很容易醒，很多年啦，你不问我都当成习惯了。"

老师接着说道："你看，综合下来，患者本身常年久病，体质或是以阴虚为主，或是阴阳两虚，但你刚刚只说阳虚，想要用温阳之药，问诊不全面，那么用药思路就会受影响。补阳要怎么补？如果像刚刚那样考虑不全面，仅仅使用补阳药，那么对于这种阴阳两虚的患者，或能补一时阳气，但过多的阳气反而容易耗损本就不足的阴分。所谓阴中求阳，不仅要补阳，还需补阴。阳气是动力，是那一把火，而阴分则是支持其燃烧的原料，若只是不断借外界之火助一时之旺，而不补充其原料，迟早消耗殆尽。唯有借外界之火解一时之寒，同时补充其原料，让这火能持续地烧下去，才能解长久之寒。你前面考虑了那么多，问了那么多，行百里者半九十，就差这一点，治疗效果可能就会天差地别。"

"穿破石，海风藤，走马胎，菟丝子，淫羊藿，金樱子，苍术，当归，黄芪，制川乌……"等我把处方敲进电脑，老师便开始调整剂量，"你们一定要去药房看一下，不要只记住这些药的功效，要看一下这些药，像淫羊藿用的是叶子，很轻，

20克的量还是比较多的，这个药得学会用。"

我说："淫羊藿，温肾阳……"老师笑着说："以后多看患者就知道了，患者其实是一个很好的老师，一定要懂得感恩患者。"老师开好处方后，又不忘叮嘱老人家："注意保暖，在家里要穿袜子、穿好拖鞋，寒从脚起，另外现在这个时候午后的阳光很舒服，午餐后要多出去走动走动，多晒晒太阳，尤其是后背，要多晒一晒。"

说到这里，我以为老师看完了，正准备看下一位患者，却被老师拦住了，他说："不要着急，慢慢来，这一类患者一定要交代清楚，不要以为处方开对了，就肯定有疗效。要是你爷爷有这种情况，你应该还要注意什么？"

我一脸迷茫地望着老师，说道："保暖？"老师说："还是讲得很笼统。其实老爷子都知道保暖，那么这种天气我们要嘱咐老爷子，起床的第一件事情，就是披着长长的睡袍，而且这个季节不要晚上洗澡，可以选择下午时间段，因为晚上阴寒之气较盛。"

直到跟诊结束回到宿舍后，我的脑海里仍然不断回响着今天老师的教导，感触很深，老师不仅辨证开方很神速，而且针对患者的日常调护盲区也能够一眼锁住。

我今天看到的并非只是简简单单的风寒湿痹患者，于是连忙查起资料，回顾今天这个病例。痹病是指机体本身正气不足，恰逢风、寒、湿、热等外邪侵袭人体，内外合邪，痹阻经络，气血运行不畅所致，以肌肉、筋骨、关节发生疼痛、麻木、重着、屈伸不利，甚至关节肿大灼热为主要临床表现的病证。且痹病的含义有广义、狭义之分。痹者闭也，广义的痹病，泛指机体正气不足，卫外不固，邪气乘虚而入，脏腑经络气血为之痹阻而引起的疾病，包括《黄帝内经》中的肺痹、心痹等脏腑痹及肉痹、筋痹等肢体经络痹。狭义的痹病，即指其中的肢体经络痹，而今天这位老人家所患的痹病就是肢体经络痹。

　　如今很多人对"痹"的认知，仅限于"通"，但实际临床上，知其"通"而不知其"变"，如兼夹之证等，往往疗效一般甚至没有疗效。要在中医临床思维的层面提供疾病本质的分析方法和理论依据，就要学会认识患者的特殊性。痹病起初多数是以正气不足为内在因素，尤其是腠理不固，如《济生方·痹》言："皆因体虚，腠理空疏，受风寒湿气而成痹也。"又如《素问·痹论篇》言："风寒湿三气杂至，合而为痹也。"

　　李爷爷就诊之际恰逢大寒，外出遇到风雨，感受风寒湿三邪，外邪留注筋肉骨节，导致经络不通，气血不畅，肢体筋脉拘急、失养。风气甚，痛处游走不定者为行痹；寒气甚，疼痛剧烈者为痛痹；湿气甚，黏滞不移，痛处固定者为着痹，如老人家痛处固定，当为着痹，但其风寒之邪不可忽视。虽然治疗痹病常用活血化瘀通络之法，但因人制宜，老人家的痛感大多为酸痛而非刺痛，舌无瘀点，脉象虽细弱而无涩滞之感，治法当选择温经散寒，祛风除湿，同时考虑其年老体衰，阴阳两虚，补阳时可选择阴阳双补药，阴中求阳。回想今天老师的遣方用药，正是第一批广东省名老中医甄梦初老先生所创立的穿海汤加减。方中穿破石味甘，性平；海风藤味苦，性温；走马胎味辛，性温，均为祛风通络之药，三者互伍共为君药，达到祛风湿、通经络、止痹痛的功效。菟丝子、淫羊藿与金樱子归肝、肾二经，肾主骨，肝主筋，三药合用，补益肝肾，强筋壮骨，共为臣药。苍术性温而燥，其燥可祛湿，黄芪是补气第一药，当归为血中之圣药，二者合用取其益气生血之效，既能补养脾胃以资气血生化之源，又能防祛风湿药燥性太过。川乌作为引经药，能搜风入骨，除湿散寒，止痛破积，专治风寒湿痹痛。诸药协同作用，共奏祛风通络、除湿止痛及调和气血之效。

　　老师从数十年的临床经验出发，喜将藤类药用于治疗痹病。痹病的病机往往和经脉瘀滞不通相关，《黄帝内经》曰："经脉者，所以决死生，处百病，调虚实，不可不通。"藤类药能横行上下左右，就像人体的经络一样，不仅能疏通经络，而且能作为引使将药力导向病所。老师常用的藤类药有海风藤、络石藤、青风藤、鸡血藤、忍冬藤、宽筋藤等，在治疗风寒湿痹时，除了运用祛风、活血行气的药外，还喜欢搭配藤类药，藤类药不需要多，一两味配伍成药对便能妙笔生花，让药力传达周身。

　　海风藤配络石藤，海风藤味辛、苦，性微温，入脾经。以祛风湿，通经络为长，常用于风湿痹证。络石藤味苦，性微寒，入心、肝、肾三经，以祛风湿，通络活血为主，兼能清解肿毒，治疗疮痈肿痛。二者相合，属相须为用，增强祛风湿、通络止痛之效。

青风藤配海风藤，青风藤味辛、苦，性温，能通经入络，善治风疾，温达肝脾。海风藤通络利水，又有清热解毒的作用，配青风藤可治疗风寒湿痹、关节不利、筋脉拘挛等。

络石藤配鸡血藤，络石藤味苦，性微寒，能祛风通络，兼能清热。鸡血藤味苦、微甘，性温，具有行血活血、舒筋活络之效，配伍络石藤以增强祛风通络之力，共奏益气养血、舒筋通络之效。

络石藤配牛膝，络石藤专于舒筋活络，其性微寒，故善于治热痹。牛膝善走十二经络，宽筋骨，补膝肾，引诸药下行，与络石藤合用，可治风湿热痹、腰膝酸痛、筋脉拘挛等。

忍冬藤配鸡血藤，忍冬藤味甘，性寒，能走经络，化风热。鸡血藤味苦而不燥，性温而不烈，性质和缓，行血养血，守走兼备，配合忍冬藤可治由风湿热痹所致的关节红肿热痛、屈伸不利、手足麻木等。

由此回顾我以前帮其他患者诊治时，考虑欠佳，正如老师所言，行百里者半九十，为患者诊治之时当尽心竭力，思考时差一丝，选方用药便差千里。故而诊治之时还应仔细再仔细。

三、辨病而后用药，勿以方药套病

这些年来，我谨记老师的教诲，也陆陆续续治疗了不少痹病患者，遂于此分享我浅薄的心得。还记得我刚开始在流派门诊的时候，有一位腰痛的中年男性，一进诊室就很激动地跟我说："金医生，您好，我是慕名而来，听说你们这个甄氏流派很厉害的！"

我很好奇，说道："您慢慢讲，您是从哪里了解到了我们流派呢？流派门诊前不久才开，其实很多人都不太清楚流派门诊是看什么的。"

那位先生说道："告诉您呀，我腰痛了很久，也去了很多医院住院治疗，但是都没有缓解，我平时就很喜欢看中医类的图书，无意中看到了你们之前出的《西关甄氏杂病世家》中有一个治疗痹病的处方——穿海汤，我当时实在是没办法，就按照你们书本中的处方去楼下买了三剂，刚开始我想着尝试一下，结果没想到好了一半，我继续按照原方前后吃了大概两个星期，到现在已经一年多了，腰痛再也没有发作过！"

虽然穿海汤本身也有适应证，但是可能刚好对了这位先生的症，所以疗效好。不得不提的是，其实身边很多人对类似这种名老中医验方都有一个误解，总是局限于某种疾病用某个处方，其实不然，还是要辨证使用，不能"一首名方"走天下，固化了中医临床思维，甚至是不具备中医临床思维，失去了中医辨证论治的临床逻辑。在信息化时代，我们去寻找"一首名方"，分分钟都可以查阅很多，但是得学会验方理法。

对于痹病，起初我也认为多数以祛风通络为主，八分通经络，两分固中焦，但是对于中老年反复发作性关节痛而言，疗效一般。我又开始模仿老师，加大一些温补力度，但又出现口干舌燥等症，即"虚不受补"；慢慢地我学会了老师的序贯温阳法，即便是阳虚，都要结合不同节气、不同人群，学会把握温阳的力度。

记得有一次，一位老太太在其先生的陪同下，坐轮椅被推进诊室。详细询问其病史，以全身关节游走性疼痛两年余为主，她看过很多医生，吃过不少药，但是依然没解决，除了全身痛以外，还有睡眠差、难以入睡、怕风怕冷、胃口差、大便难解等诸多不适，简单来说，全身上下没有一个地方是好的。我当时觉得头大，不知道怎么去梳理这么多症状，老太太一直唉声叹气，不停地讲种种不适，整整讲了十五分钟，貌似还没讲完，听到我都有点晕了。我突然想起老师说的一句话："医生不能因为患者的一两句话，就失去了方向，心中一定要有一个主线……"我想先抓住重点，既然她辗转多处就诊，疗效都一般，治疗应重在止痛，恰好前期这些就诊经历给了我一个提醒，按照治标的思路，重在通络止痛肯定没有疗效。于是我针对老太太的病症，并没有想太多，不看痛症，只看人，重点为补气健脾温肾，佐以调气血，加了穿海汤中的走马胎、海风藤。没想到第二次就诊的时候，老太太在女儿的搀扶下走进诊室，不需要坐轮椅了，后续的治疗我都是学老师的"序贯温阳法"一步步去解决，经过近两个月的治疗，老太太的全身关节痛痊愈了。

四、妙用药引，直达病所

药引最早记载于《五十二病方》，如"以蜜和""米一升"等描述。宋代《太平惠民和剂局方》共载方788首，对药引的记载较为详尽，每首方剂都用到药引。北宋《圣济总录》载方近两万首，其中9 249首方剂都用到药引。在中医整体观念中，人是一个有机的整体，经络是人体气血津液循行的通路，全身经络可向四肢百骸输布精血，通达表里、脏腑，营养四肢、全身，而药引如同向导，能将主方之药引向特定的经络脏腑或某个部位，为中药方剂治疗相关疾病发挥针对性、指向性的效用，从而达到治疗目的。药引具有引导性，是在组方配伍中能引导药力直达病所，有特殊指导作用的中药。

现在药引被慢慢淡化了，但在老师的处方中其实就有，只是我刚开始不懂得去看，总有那么一两味药把握不好其使用时机。尤其是产后关节痛及中老年女性关节痛，老师经常会嘱咐加点黄酒或米酒服用。

　　《汉书》曰："酒为百药之长。"中医认为，酒有通风散寒、舒筋活血、止泻止痛、利尿及驱虫等多种功能，同时，酒还是一种引经药，在治疗某些疾病时与酒同服能引诸药到达某些经络，从而使治疗更加有的放矢。黄元御在《长沙药解》中记载，药酒可"行经络而通痹塞，温血脉而散凝瘀"。辛温的酒性，能够帮助阳气升发，除了有御寒效果之外，还能暖四肢，通关节。酒类中以黄酒和米酒入药最为常见。

　　据李时珍的《本草纲目》记载："黄酒味苦、甘、辛，可入药，主治行药势、杀百邪恶毒、气通血脉、厚肠胃、润肌肤、散寒湿气、养脾扶肝、除风下气、热饮甚良。"可见黄酒不仅是酒类饮品，而且具有良好的祛病养身作用。黄酒通常是以黍米酿造而成，酒制绵甜醇香，中正平和，用黄酒做药引不仅能引药归经，而且对身体具有一定的补益、除湿、通络、活血等功效。特别是对一些因寒湿而引起的疾病，用温黄酒做药引治疗效果更佳。

　　而米酒是以糯米为原料，王士雄在《随息居饮食谱》中记载，酒酿"甘温。补气养血，助运化"。米酒少量入药，能补虚、补血、补脾肺，和血行气，有助于御寒和消除疲劳，针对脾胃比较薄弱者，老师比较喜欢选用米酒，相比于黄酒，其性偏平和。农家每年都要酿制三五坛，多则十余坛，有的还在酒中浸入红枣、枸杞、当归等中药。

第十一章

治肝之病先治脾，
升降如枢复如初

2013年8月7日
立秋

一、多事之秋肝不达，郁而伐土百病生

今日是立秋，不同于上个星期时不时下雨的天气，今日的空气令人感到些许干燥，早晚能够感受到秋凉，此时正处于一年内降雨、湿度的转折点，然而温度仍然不低，白天依然暑湿热重，让人感觉闷闷的。南方地区在此节气内还是夏暑之时，但由于台风雨季渐去，天气更加酷热，因此从立秋起至秋分这段气候温燥的日子又被称为"长夏"。

上个月毕业后我就来到了萝岗区中医医院，为了迎接医院二甲评审，我暂时被调到了医务处，协助整理中医特色疗法相关文件。由于上周末我加了班，刚好这周二能补休，于是我又来到省中医跟老师的门诊抄方。虽然平时通过门诊跟诊学到了不少知识，但是当我成为"主角"、独自思考开方时，常常觉得底气不足，有的时候拿到老师的处方，直接套上去，部分有效，部分无效，我觉得根本问题在于我没有用心去总结这些有效、无效的案例。

每一次的跟诊，我都觉得是一个给自己加满"油"的过程，我要吸收老师辨治疾病的精华，回去慢慢消化，通过反复多次的跟诊、抄方学习，不断提升自己的临床技能，成为一名会思考的中医，而不是整天对着书本、指南、临床路径套来套去的"机械师"。

今天下午的门诊依然很"过瘾"，作为一名呼吸专科医生，至少在我跟诊的这几年，老师极少开抗生素，倒不是说老师排斥西医，而是他的辨治思路很清晰，使用单纯中医辨治疗效很好。

门诊接近尾声，老师叫了最后一个号，拿起水杯喝了一口水，转头关心我们："最近天气又热又干燥，大家要多补充水分，有没有带水杯来呀？我这里有一次性杯子，你们谁渴了就拿去装水喝。"

"唉……"一位身穿职业装的女士走了进来，只见她眉头紧锁，目光藏不住忧愁，频繁地唉声叹气。

"请问是林女士吗？"老师问道。"是的。"林女士又叹了一口气，"张医生，我好烦啊，您一定要帮帮我啊！"老师见状没有急着问诊，而是取了一个新的一次性杯子，给患者倒了一杯温水，说道："别着急，有什么烦恼慢慢说，身体有什么不舒服呀？"紧锁的眉头稍稍舒展，林女士便开始倾诉道："我今年四十八岁了，手下有好几个团队，我每天辛辛苦苦地赚钱，经常加班，就是为了给我的孩子一个更好的成长环境，他准备升初三了，但是成绩好差啊，我为了他那么辛苦，他都不刻苦一点，一点都不珍惜，太让我担心了，要是这样下去可怎么办，读不到好的高中，怎么考好的大学，唉。"老师并未打断林女士的倾诉，待她说完后才问道："再怎么担心孩子，也要先顾好自己的身体呀，如果自己的身体垮了，你的孩子怎么办。说说看，自己觉得身体有什么不舒服的地方吗？"林女

士这才像是回过神来，说道："最近特别烦躁，虽然之前也
是，但感觉这几天加重了，总是控制不住自己去想很多事情，
一到下午三四点的时候就感觉脸特别热，照镜子时看到脸红红
的，晚上睡觉时也是，感觉脸特别热，每天晚上又想孩子的事
情又想工作的事情，总是很难入睡，所以想来看看医生，开点
药吃。对了，上一年我也试过这样，那时我听别人说玫瑰花茶
好，喝了一星期后就睡得还行。这次我又喝了几天，但是好像
没什么效果。我也看过很多中医。"

听到林女士的描述，我说道："这不是逍遥丸就可以搞定
吗？"

老师回头看着我，拿起林女士的病历，说道："看看，这
一看就是书院里出来的，满满的书生气。肝郁就用逍遥丸了？
还是没分好主次，看病开方都是要看生病的人，而不仅仅是看
病症。"

老师又问我们，林女士这类人群是否可以饮玫瑰花茶，我
想肯定可以呀，玫瑰花茶可以疏肝解郁、活血止痛。如《本草
正义》所写："玫瑰花，香气最浓，清而不浊，和而不猛，柔
肝醒胃，流气活血，宣通窒滞而绝无辛温刚燥之弊，断推气分
药之中最有捷效而最为驯良者，芳香诸品，殆无其匹。"

老师摇摇头，说道："这就是你们的临床经验少了，只从
字面上理解玫瑰花的功效，很多时候忽略了药性。玫瑰花，香
气最浓，清而不浊，和而不猛，柔肝醒胃，疏气活血，宣通窒
滞，而绝无辛温刚燥之弊，断推气分药中，最有捷效，而最为

驯良者，紫色和白色又有差别，紫玫瑰主要是入血分，行血破积之力大，脾胃不好的人长期喝，破气破得厉害，所以疏肝也不能忘了脾胃。"

老师继续问道："平时工作太忙时会不会饮食不规律？胃口怎么样？"林女士回答道："唉，这几个月工作太忙了，有时会忘了吃饭，对了，最近总是觉得身体没什么力气，但吃了东西有时又觉得好像不消化，肚子不太舒服，所以就不太想吃东西了。"林女士继续补充："平时还会觉得头痛头胀，晚上睡觉越来越难睡着，小便比较黄，大便虽然差不多一天一次，但是有时成型，有时又会肚子疼、咕噜咕噜地叫，然后拉肚子。而且这一年的月经来得不规律，我的情况是不是很严重啊？"

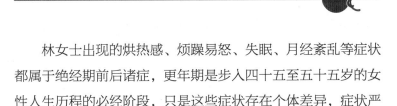

二、平肝调脾四步法，庞杂症状锁"目标"

林女士出现的烘热感、烦躁易怒、失眠、月经紊乱等症状都属于绝经期前后诸症，更年期是步入四十五至五十五岁的女性人生历程的必经阶段，只是这些症状存在个体差异，症状严重者持续时间迁延数年至十余年，并且会对日常生活和工作造成极大的困扰。《素问·上古天真论篇》中提到女子之所以出现更年期，是因为"七七，任脉虚，太冲脉衰少，天癸竭，地道不通，故形坏而无子也"。肾气日衰，天癸将竭，冲任二脉逐渐亏虚，精血日趋不足，进而影响到心、肝、脾等脏腑，从而发生一系列的病理变化，出现诸多不适。而叶天士在《临证指南医案》中指出"女子以肝为先天"，故冲任二脉的通盛与肝的关系十分密切。肝藏血，主疏泄，司血海，体阴而用阳。女子以血为本，绝经前后女子阴血亏虚，加之肾气衰退，肾阴亏虚，癸水不足，精亏不能化血，使得女子的"库存"只能逐渐消耗。"库存"不足，肝气容易上浮、郁滞，所以容易出现心烦急躁、失眠多梦、月经紊乱等症状。

　　"别着急，你什么都不用想，交给我们就好。来，手放上来，我帮你把把脉。"说着老师把起了脉，"张开嘴巴看看舌头。"同学们一起往前凑。老师点点头，说道："她的舌体是比较胖嫩的，舌质偏红，舌苔少且黄，这提示了什么？""气阴两虚。"我首先回答道。老师继续问道："除了气阴两虚还有吗？""嗯……肝气郁结？不过从舌象上好像看不出来。"我有点摸不着头脑。"哈哈，你再想想，她的脉象是左手整体弦细，寸脉偏数，且较为无力。右手整体脉象细而无力，关脉弦细。林女士，你来找我帮忙是你对我的信任，放心交给我，自己就别想太多了。工作上的烦恼每个人都有，稍微放慢点节奏就好了，工作是无限的，健康是有限的，你说对不对！多放松心情，有时间晚上带孩子散散步、跑跑步，运动一下，精神好，工作才有动力，孩子学习也有动力，急不来的。"林女士说道："医生你说得对，我回去会努力调整一下的。"

老师随即开出处方："首先平肝、柔肝、养肝血，浮小麦30克，女贞子15克，白芍15克。其次要固好根基，健脾以促进气血生化，炒白术20克，陈皮10克。睡眠不好，加煅龙骨、煅牡蛎各20克以重镇安神，茯神20克以养血安神。还差一味药。"老师停顿了一下，最后加了20克麦芽。

"林女士的主证为肝郁脾虚，此外还有心阴不足。你们还记得我说的平肝四步法吗？"

"平肝、疏肝、柔肝、养肝。"

老师点点头，说道："没错，治疗林女士的肝郁，疏肝时不能盲目疏肝理气。刚刚咱们分析了那么多，疏肝之时应兼顾治脾，因其脾虚，慎选破气之品，同时她的胃口不好，亦是致其脾虚的一个原因，治疗时需稍稍兼顾健脾消食。治疗其阴虚，不仅要养肝阴，还要兼顾其心阴，同时清虚热。刚刚的处方你们也看了，我先卖个关子，你们回去好好查资料，看看为什么这样用药，你们自己亲自去查，体会才会更深。"对于肝木升发太过、脾土失运的患者，老师多采用平肝调脾的方法。平肝可以从平肝、疏肝、柔肝、养肝四步着手，且老师认为肝木应以养肝阴、柔肝阳为主。在用药上，老师平肝的时候喜用浮小麦、龙骨、牡蛎等，柔肝多用白芍，疏肝常用柴胡、玫瑰花、佛手、麦芽等，养肝则用女贞子、桑寄生等。绝经前后的女子肾阴亏虚，肝阴不足，阴不制阳，易致阳亢于上，故林女士出现头胀头痛、心烦失眠等不适，须先平肝、柔肝；林女士平时对工作及孩子的问题十分担忧，导致情志不畅，肝失疏泄，气机郁滞，肝气乘脾，加之饮食不节，两者均使得她的脾胃功能逐渐薄弱，运化失司，故出现消化不良、肚子痛、大便不正常等症状，此时须疏肝，但同时也不忘调脾。对于后天脾胃的调养，老师也会根据病机将其分为醒脾、补脾、健脾、固脾这四步。醒脾重在治脾气虚寒、脾虚湿困，补脾重在治脾弱气虚，健脾重在治脾虚不运，固脾则令痰去以固护脾胃。

三、师其法而不泥其古，遣方善宗贵在变通

我们几个跟诊的同学一直点头，此时老师又说了一句："更年期的德叔，又要开始唠叨了。"大伙听到老师一番幽默风趣的话语，笑了，林女士也笑了。

其实老师一边出诊一边教我们，部分对话看似"闲聊"，其实并不是"闲聊"，老师的每一句话都是有依据的"金句"，现在回想起来，其实老师就是通过这种"闲聊"，给紧张兮兮的林女士解解压，让她瞬间不自觉地从忧愁的情绪中解脱出来。其实对于患者而言，除了疗效以外，我们作为医生，更多的是去安慰他们，这种安慰，就是不需要特意去为患者做些什么，而是家常"闲聊"，多点沟通、交流，患者便会感到

温馨，轻轻松松地就可以达到和疏肝解郁理气药物相同的作用。当我们看完林女士的时候，林女士笑着说道："有您在，我就放心了，药还没开始吃，感觉已经好了一半，谢谢张医生！"

临走时，林女士还不忘多问一句："张医生，吃了您的药，我的面色会改善吗？脸上的斑也可以一起治好吧？"老师让她安心回去吃药。其实不少绝经前后的女性脸上都会长斑，西医认为主要是与性激素水平改变有关，中医认为气血不足，面失所荣，面部便会长斑，此与肝失疏泄的关系密切。《外科正宗》中提道："黧黑斑者，水亏不能制火、血弱不能华肉，以致火燥结成斑黑，色枯不泽。"故情志不畅，肝气郁滞，郁久化火，灼伤津液，致气血瘀滞，精气不能上荣于面，面部便会出现黑斑。此外，肝失疏泄还会引起情绪的改变。疏泄不足，气机易阻滞，可致郁郁寡欢、闷闷不乐、情绪低落、多疑善虑等，即所谓的肝气郁结；疏泄太过，气机易升发太过，可致情志亢奋、急躁易怒等，即肝火亢盛。肝藏血，血舍魂，肝血充足则肝体得以滋养，疏泄有权，故肝血不足可引起肝气郁结和肝火亢盛，而肝郁日久亦可化火，导致肝火亢盛。故在诊治时，见肝火不可只考虑清肝火，应追本溯源，找清肝火的源头，须养肝血，或疏肝郁，或平肝阳、柔肝体。

回到家后，我迫不及待地拿出今天的笔记，并开始查阅上个月给小姑开的方。记得小姑的症状和这位林女士的症状很类似，当时我用了逍遥丸加减，但效果一般，我急忙拿起电话给小姑打电话，询问她近来的症状如何等，小姑说道："没那么烦躁了，睡眠时好时坏，但是经常觉得胃胀，喜欢嗳气，时不时还会反酸。"跟小姑聊了一会儿，我也在不停地思考，其实我就是在肝郁上下了功夫，并没有考虑到脾胃的问题。当肝气横逆犯胃，也会出现胃脘部胀满、嗳气等不适，其实小姑的脾胃问题早已出现多年，肝气不舒则是一个"导火线"，火上浇油。

我又想起临近毕业时老师经常嘱咐我们："你们以后毕业了，不要总是拿着这些原方给患者用，你们门诊的患者群体跟我现在门诊的患者群体不同，一定要懂得去辨证，而不是记住这几味药物，走遍天下。尤其是小金，要是回老家给患者开这些，有可能会没有效果，你要很清楚地记住，多考虑你们那边人群的体质特点，还要考虑到有些药材那边是没有的，应该要用什么药来代替？其实这些都要基于你的辨证，所以对疾病有了明确的认识，明了理，你就会进步得很快。"

对于同一证候，虽然可选之药非常多，但是作用相似的药却同中有异，所以在用药时还需十分熟悉其中的药性、药味及服药之人的体质特点。像在疏肝之时，老师常用的花类药物如素馨花和玫瑰花，两者虽都具有疏解肝郁之气的功效，但是前者味苦，性平，归肝经，具有行气调经止痛、清热散结之功，《岭南采药录》记载其可用来"解心气郁痛，止下痢腹痛"；而后者味甘、辛，性温，不仅归肝经，亦入脾经，可和血、行血、理气，《本草再新》言其可"舒肝胆之郁气，健脾降火。治腹中冷痛，胃脘积寒，兼能破血"。故对于肝郁进而影响脾胃者，运用玫瑰花更适宜，但是因其性温，阴虚火旺者须慎服。绝经前后的女性人多不仅有肝郁的问题，而且存在肝血不足、肝肾阴虚等问题，故对于这一类患者，疏肝之时使用玫瑰花需先斟酌。

在理气方面，柴胡、枳壳、郁金都是比较常用的药物。柴胡不仅可以"用此者用其凉散，平肝之热"，且《本草经解》提道"柴胡轻清，升达胆气，胆气条达，则十一脏从之宣化，故心腹肠胃中，凡有结气，皆能散之也"。郁金亦是性偏寒之品，可"行气，解郁；泄血，破瘀。凉心热，散肝郁。治妇人经脉逆行"，且郁金是血分之气药，《本草经疏》指出："郁金本入血分之气药，其治已上诸血证者，正谓血之上行，皆属于内热火炎，此药能降气，气降即是火降，而其性又入血分，故能降下火气，则血不妄行。"而枳壳性温，"其气散，其性缓，故其行稍迟，是以能入胸膈肺胃之分及入大肠也"。肝胆之气郁者用柴胡，气滞兼有血瘀者用郁金，兼脾胃大肠之滞气者则用枳壳。

治疗妇女更年期的时候，老师也有比较常用的药对。浮小麦和白芍是平肝柔肝的药对，在治疗妇人潮热汗出较多时使用比较多。《本草纲目》言浮小麦能"益气除热，止自汗盗汗，骨蒸虚热，妇人劳热"，而《本草求真》中记载"气之盛者，必赖酸为之收，故白芍号为敛肝之液，收肝之气，而令气不妄行也"，故白芍能平肝敛肝。此外，白芍还可以敛阴止汗，二者合用，能将更年期女性疏泄太过的肝气"收回来"，使阴液随之得到收敛，不再轻易"外出"，使汗出减少、内热消除。
而在疏肝理气时则多用麦芽和白术相伍，麦芽"若与参、术、
芪并用，能运化其补益之力，不至作胀满，为其性善消化，
兼能通利二便，虽为脾胃之药，而实善舒肝气"，且"若久
服者，须同白术诸药兼用，则无害"，两者相辅相成，既可健
运脾胃，亦能疏肝理气，故对肝郁脾虚者十分合适。更年期女
性在治肝时，除了要平肝、柔肝、疏肝，还要不忘养肝血。虽
然说有众多养肝血的药物，但是对于更年期的女性来说很多时
候都会出现睡眠的问题，而夜间一点至三点正是肝经运行、气
血最充足的时间，若此时不能很好地睡上一觉，肝血也会随之
消耗。因此，老师常会将茯神和夜交藤同用，助眠以养肝血。
在《药品化义》一书中提道"茯神，其体沉重，重可去怯，其
性温补。补可去弱。戴人曰，心本热，虚则寒。如心气虚怯，
神不守舍，惊悸怔忡，魂魄恍惚，劳怯健忘，俱宜温养心神，
非此不能也"，茯神具有温养心神的作用，临床上用于心悸怔
忡、失眠健忘等症。而夜交藤能"养肝肾、止虚汗、安神催
眠"，主治失眠多梦等症，两者同用，既能养心亦能养肝，养
心则心定神安，养肝则疏泄有度而条肝气、畅情志。

四、详辨层次步步有序，精细梳理兼夹病机

病机作为临床逻辑工具，可规范中医临床思维，提供疾病分析方法和理论依据。每种疾病都有其病机特点，但每位患者又有自己的特殊性，如病性的错杂、病邪的微甚、病势的趋向等。

《格致余论》云："女子十四岁而经行……阴气始成而可与阳气为配……女子四十九岁而经断。夫以阴气之成，止供得三十年之视听言动，已先亏矣。"朱丹溪认为女子月经以阴精血液充盈为物质基础，阴阳相配，气血冲和，方可在二七之岁身形渐成之时来潮，但阴气本就难成而易亏，言行举止皆耗用阴气，且女子一生又以血为用，经带胎产乳数伤于血，以致机体常处于阴血亏虚的状态。

五脏之中，肾衰独早，随着年岁的不断增长和数年的阴血耗用，女子体内逐渐呈现精血渐亏的状态。直至七七之岁，肾精亏虚，天癸竭绝，肝肾同源，肾精不足则无滋血之源，肝血亏虚，冲任二脉失于调摄，胞宫血海失于满盈，故女子月事渐闭不行。肝主疏泄，情志不畅，则疏泄失司，导致肝气郁滞、肝血亏虚，肝气郁久化火，火既盛而上行，又灼伤阴液，又进一步引起肝阴、肝血不足。此外肝失疏泄，横克脾土，致土郁

木乘；脾胃为气血生化之源，化源不足，血不养肝，又可进一步导致肝失疏泄，形成"恶性循环"。肝、脾二者相互影响，所以很多时候，肝郁越严重，脾虚的表现就会越明显。

老师虽然对两者的选方用药可能会有所不同，但是万变不离其宗。在辨治时，往往从肝、脾入手，再辨阴阳，是否有肝阴亏虚、肝血不足，是否有肝阳上亢、肝火上行，脾是气虚、阳虚还是虚寒之证，确立好总体治疗方向，再根据患者表现出来的症状，结合治则治法，进一步选取合适的中药。

第十二章

痛经在虚当温阳，调经之法重养肝

2017年10月8日
寒露

一、寒露脚不露，饮食为患寒常驻

　　正如俗语所说"寒露寒露，遍地冷露"，其为深秋的节令，日带寒意，故名"寒露"。北方即将入冬，雨季结束，白霜初现，南方秋意渐浓，寒气正渐渐袭来，虽略显秋意，然而在短时间内，广州白天的暑热仍未消退，虽然迎来了寒露，但是大街上还是有很多爱美的女生，打扮得很时尚。但她们却不知，这一切都会"付出代价"。说到穿着，大多数人认为怎么好看怎么穿，怎么舒适怎么穿，其实里面隐藏的学问还真不少。刚开始跟老师门诊的时候，老师经常对患者说，不会穿衣服，没穿对衣服等，看似是唠叨，但是如果这些日常细节调护做到位了，很多时候就不需要来找医生看病了。

　　今天来诊室的患者是一名刚刚考入大学的大学生萌萌，本该是充满活力的年纪，但与其他妙龄少女不同的是，萌萌面色㿠白，身形瘦小，进诊室后跟老师打招呼的声音有些虚弱："张医生您好。"

　　老师一边为她切诊一边询问她："平时会不会痛经呀？"搭脉的时候可以明显地触到手很冰凉。

　　"是啊，张医生，我经常痛经，每次来月经的时候几乎痛得无法下床，影响了日常的上课，而且月经量很少，几个月才来一次月经。上次来月经是一周之前，痛经也很厉害。"她看起来并没有同龄人的活泼，说话声音也比较小，人很没有精神的样子。

　　老师问道："什么时候开始月经量少的？除了月经量少还有什么不舒服吗？"萌萌说："两年前还在读高中的时候压力大，心情也不太好，教室里空调又开得很冷。后来慢慢地每次来月经都会小肚子疼，月经量也慢慢减少，我以为上大学压力小点就好了，没想到痛经和月经不调还是没好。"

　　"没问题，交给我，我们一起解决问题。"老师接着把脉，我也跟着把了萌萌的脉。尽管在广东，寒露季节天气还没有很冷，但是萌萌的手比较凉，她的脉也比较沉细。"你是不是喜欢喝冰咖啡、冰奶茶？喜欢吃水果，不吃肉？"老师问道。"是的，总觉得口干，很喜欢冰咖啡，确实不爱吃肉，我觉得吃太多肉不健康，因为平时会便秘，所以都吃得很健康，喜欢吃青菜、水果这些。"萌萌回答道。站在一旁的萌萌妈妈补充说："这孩子不听话，冬天很怕冷，一到冬天就手脚冰凉，跟她说平时少吃凉东西，她就是不听，现在不仅痛经，而且月经量也少，经期第一天最痛，小肚子比较痛，有时候也会腰痛，痛得厉害时会脸色发白、出冷汗。我们很紧张，带她四处寻医问药，吃了不少西药、中药，扎针、艾灸、拔罐、放血等能想到的办法都试了个遍，始终没有效果。朋友的女儿之前也是差不多的情况，她说您把她治好了，所以我们找到了您。"

　　老师接着问："不要着急，萌萌妈妈，让萌萌自己回答就好了，疼痛一般是刺痛还是胀痛？一般什么时候痛？持续多长时间？月经的量、色、质怎样？"萌萌想了想说："每一次来月经的时候小腹部都会疼痛，有时候痛到要请假，不用止痛药就没法解决，月经量少，颜色比较淡。"接着老师让萌萌把舌头伸出来，她的舌质淡，舌体瘦小，舌苔薄白。

我意识到老师问诊时并不是盲目地问诊，他问了患者的饮食生活习惯，痛经的详细情况，意在了解患者的体质和疾病的严重程度。看来如何在有限的门诊时间内有技巧地找到疾病的核心病机也是一门值得仔细学习的学问。

萌萌平时喜欢吃寒凉的食物，月经期间，血室大开，萌萌也不忌口，寒邪伤了下焦，沿着冲脉和任脉与经血结合，阻碍了胞脉，导致经行不畅，凝滞在胞宫。《傅青主女科》说："寒湿满二经而内乱，两相争而作痛。"另外萌萌读书期间的饮食、起居等日常生活习惯不注意调护，使脾胃虚弱，气血水谷精华生化乏源，逐渐导致气血虚弱，禀赋不足，冲任胞脉无法得到充分的濡养，从而出现月经量少、痛经，时间久则累及肝肾，加上精亏血少，冲任胞脉得不到充分濡养，月经将净，血海更虚，所以发生痛经，月经稀少。

二、调理痛经分期而治，温阳补气循序渐进

在老师问诊的过程中，我也在思考萌萌的病机。望诊上，萌萌看起来比较瘦小，舌质淡，舌体瘦小，舌苔薄白，面色㿠白；闻诊上，萌萌的声音也比较小，说话没有力气；问诊上，萌萌不注意饮食调护，特别喜欢喝冰咖啡、冰奶茶，平时也很喜欢喝柠檬水，不怎么喜欢吃肉，最喜欢吃青菜、水果，从内心抵触肉类。即使是月经期间，萌萌也不忌口，女子行经前后，气血急骤变化，最易为寒邪所伤，"若寒滞于经，或因外寒所逆，或素日不慎寒凉，以致凝结不行，则留聚为痛"。另外过食寒凉生冷之品易损伤脾胃，使脾胃虚弱，无力化生气血，导致气血乏源，气亏血少，时间久则累及肝肾，加上精亏血少，不能濡养胞宫及充盈冲任，所以出现痛经、月经稀少。

接着老师便给萌萌开了方："党参、黄芪、炙甘草、金樱子、何首乌、黄精、鹿角胶、菟丝子、淫羊藿。"我赶紧记下老师开的处方，萌萌的辨证应该是冲任虚寒、气血不足，所以老师在治疗上以温补冲任、健脾养血、温肾阳为主，温阳力度不宜过大，要不急不躁，循序渐进，逐渐加大其力度。处方中党参、黄芪、炙甘草温中健脾补气；金樱子、何首乌、黄精、鹿角胶温补肝肾，益精养血。金樱子味酸、甘、涩，性平，

《得配本草》曰："固精秘气，止血生津。治虚痢，收虚汗，敛虚火，平虚嗽，定虚喘，疗怔忡。"菟丝子、淫羊藿温阳补肾。

清代妇科著作《傅青主女科》云："女子以血为本，以气为用，气血充盈则百病无生。"脾司运化，脾胃生化气血，五脏六腑皆赖以养，妇人之经水亦赖以生。萌萌嗜食寒凉之品，损伤脾胃，无力生化气血，以致气血乏源，冲任二脉之气血、经血运行失常。所以老师在补气的药物中选择了党参、黄芪这类偏于补益脾胃之气的药物。《本草正义》提道："党参力能补脾养胃，润肺生津，健运中气，本与人参不甚相远。其尤可贵者，则健脾运而不燥，滋胃阴而不湿，润肺而不犯寒凉，养血而不偏滋腻，鼓舞清阳，振动中气，而无刚燥之弊。"所以对于调经过程中不能使用大寒大苦、大辛大燥大热之品的情况，党参尤为适宜。此外，"月水全赖肾水施化"，肾为先天之本，肾气充盈，则可化生天癸，月事来潮；肾气不足，则月事不能按时来潮，肾之阴阳也会随之失调，阳虚则寒，寒则血脉凝滞；阴虚则热，热则迫血妄行或虚火灼津而成瘀滞，胞脉气血不通，不通则痛。故张景岳亦指出："调经之要，贵在补脾胃以资血之源，养肾气以安血之室。"因此，除了要补脾胃之气外，还需养肾气。且女子的月经周期与肾阴肾阳有关，月经期前阴充血旺，月经期肾阴肾阳俱虚，月经期后以肾阴滋长为主，月经间期则重阴转阳。萌萌正处于肾阴滋长的时期，故用药上更多地使用益肾精的药物。但是萌萌有明显的阳虚之象，故在益肾精之时亦不忘温肾阳，使肾之阴阳协调平衡，血脉流畅，通则不痛。

《景岳全书·妇人规》指出："经行腹痛症有虚实，实痛者多痛于未行之前，经通而痛自减；虚痛者多痛于既行之后，血去而痛未止，或血去而痛亦甚。大都可按可揉者为虚，拒按拒揉者为实。"治疗痛经先要辨明虚实，虚则补而通之，实则泻而通之。而月经期前后，血海由满盈而泄溢，由盛实而骤虚，胞宫冲任气血变化较平时急剧，易受干扰，加之体质因素的影响，一旦感受邪气，便会影响胞宫、冲任的气血运行，气血不畅或失于濡养，不通或不荣而痛。

《医宗金鉴》言："腹痛经后气血弱，痛在经前气血凝。"痛经与月经周期关系密切，故需分期治疗。平时审证求因以治本，以调为法，调气和血，调理冲任。同时还应兼顾素体情况，或调肝，或益肾，或扶脾，使之气顺血和，冲任流通，经血畅行则痛自止。月经期经血外泄，机体阴阳处于"消"的过程，经期治痛，以调和气血为主；月经期后血海空虚、冲任不足，月经期后至排卵期前为冲任、胞宫气血复常之时，阴阳气血处于"长"的过程，故月经期后调养以补益气血为主。月经期前防痛以活血为主。治疗时间一般主张三个周期以上，并应预防用药，月经期前三至五日即开始治疗。总之，月经期前加用理气药，月经期中加用理血药，月经期后加用养血和血药。临床上寒证多而热证少，实证多而虚证少，夹虚者多而全实者少。审因论治，方能药到病除。

三、重肝肾，养脾胃，止痛"不急不躁"有成规

　　据巢元方《诸病源候论》曰："妇人月水来腹痛者，由劳伤血气，以致体虚，受风冷之气，客于胞络，损冲任之脉。手太阳、少阴之经。冲脉、任脉皆起于胞内，为经脉之海也；手太阳小肠之经，手少阴心经也，此二经共为表里，主下为月水。其经血虚，受风冷，故月水将下之际，血气动于风冷，风冷与血气相击，故令痛也。"

　　海派妇科蔡小荪教授认为治疗痛经应先抓住腹痛这一重要特征，根据疼痛的性质、程度、时间、部位，参照患者行经时的经量、经色、经质及全身脉证进行辨证施治，治疗上不能单纯止痛，强调辨证求因，倡导"求因为主，止痛为辅"。痛经多数是因为经血排出困难，瘀滞不畅而引起疼痛，故治法以通为主。药物选择当归、川芎、牛膝、香附、延胡索、丹参、红花、白芍为基础方加减运用。

　　老师在临床上也遇到不少痛经的患者，他擅长根据患者的禀赋差异、受邪性质、病机转归、症状特点进行辨证施治。痛经有虚实之分，虽临床以实者居多，然老师门诊的患者往往是久治失治欠效，辗转过多位医生才来此求诊，病机复杂者不在少数。故需灵活运用，标本兼治，重肝肾，顾脾胃，以调为

主，养血为先，兼以理气活血。

有些患者，禀赋薄弱，脾肾阳虚，生化之源不足，冲任气血不充，胞脉失于濡养，不仅有内寒，还容易受外寒侵袭，而寒性收引，经脉拘急，导致胞宫血行涩滞，经行不畅而痛。根据女子多气多血的特点，此类患者强调温经散寒、益气养血。温经散寒方面，老师喜用小茴香、高良姜来温中祛寒，小茴香就是日常可以见到的调料，它的气味芳香，能够行气，又因为它为温性，可以调中暖胃，所以老师常常用它来治疗一些体寒的腹痛患者，对气血起到温通的效果。高良姜亦可温中止痛，比起小茴香，其行气的作用稍弱一些，但温散中焦寒邪的作用更强。现在很多女性既吹空调，又吃冷饮，而且不运动，手脚一年四季都是冰凉的，所以就需要温中。脾胃主四肢，四肢能否回暖就要看脾胃的运化功能，所谓"中州灌四旁"就是这个道理。月经期冷痛的时候可以用小茴香、高良姜这两味药煮水加红糖来缓解疼痛。除了暖中，还要温阳，肾阳虚甚，腰酸腰痛如折，就选用菟丝子、山茱萸、淫羊藿、补骨脂、巴戟天等，但切记温阳不可过烈，要循序渐进。

养血要从肝肾入手，肝为藏血之脏，又与冲脉相连，肝血注入冲脉，肝体失养容易导致阴血亏虚；肾主藏精，精血同源，肾的精气盛衰直接影响到冲任血海的充盈，故老师常用当归、鸡血藤、何首乌、女贞子、鹿角胶、龟版胶等。鹿角胶在《本草汇言》里被称为"壮元阳，补血气，生精髓，暖筋骨之药也……此系血属之精，较草木无情，更增一筹之力"。晚清重臣曾国藩在家书中写道："兹因金竺虔南旋之便，付回五品补服四付，水晶顶二座，阿胶二封，鹿胶二封，母亲耳环一双。竺虔到省时，老弟照单查收。"曾国藩常年在外，经常给母亲寄鹿角胶等礼品以尽孝心。鹿角胶、龟版胶在妇科中也是常用的药对，两者均入肝、肾经。《证治宝鉴》中就提到用鹿角胶、龟版胶组合，水火并补，主治督任两虚。龟版胶滋肾水而养任脉之血，鹿角胶壮命门而补督脉之精，所以两药配伍，精血双填，督任两治。鸡血藤的名字里有"血"，所以它的功效和血息息相关，其性温和，既能补血又能活血，有些人用补血药很容易上火，但鸡血藤不会。此外，鸡血藤作为藤类药，善于通经络，所以妇科喜用它来调经，不管是月经不调还是痛经、闭经都可以使用，民间有用鸡血藤煲鸡蛋来治妇女月经不调或贫血的先例。

老师喜用花类药物，如厚朴花、合欢花等，其中厚朴花、合欢花最为常用，厚朴花味苦、性微温，善于理气宽中，芳香化湿，其功效似厚朴而力缓，主治脾胃湿阻气滞之胸腹胀满疼痛。合欢花为合欢树的花朵或花蕾，其味偏甘，性平，可以解郁安神，适用于虚烦不眠、抑郁不舒、健忘多梦等症，两者都不会耗气伤阴。延胡索配乌药，延胡索为活血行气止痛之要药，既能入血分以活血祛瘀，又能入气分以行气散滞；乌药能行气散寒止痛，二者合用，行气活血、散寒止痛之力更强。赤芍配白芍以养血敛阴，柔肝止痛，赤芍散而不补，白芍补而不散，两药合用，一散一敛，一泻一补，尤宜于血虚夹瘀有热之痛经。

温经汤被誉为妇科调经之祖方。陈念祖《女科要旨》记载："金匮温经汤一方，无论阴阳、虚实、闭塞、崩漏、老少，善用之，无不应手取效。"老师善用温经汤为底，采用"序贯温阳"法，得热则痛消。出自汉代张仲景的《金匮要略·妇人杂病脉症病治》的温经汤，具有温经通脉、养血祛瘀的功效，可用于治疗冲任虚寒、瘀血阻滞所致的月经不调和小产腹痛。方中吴茱萸、桂枝温经散寒，通利血脉；当归、白芍、川芎养血调经，兼化瘀血；牡丹皮清瘀热；阿胶、麦冬滋阴润燥，皆为瘀血之变局而设；党参、甘草益气生血，以补冲任之虚。此方妙在半夏、生姜这两味药，直通阳明，调和胃气，因冲任二脉皆与胃经相通，胃气一调，则冲任二脉瘀开结散。

四、三分药物七分养，当归羊肉温补中

药膳是中华民族五千多年历史积淀出的深厚饮食文化，其与中医药理论相结合，形成了独具特色的药膳食疗理法，从古至今得到群众的青睐和喜爱，是我国中医药食疗养生文化的瑰宝。

当归生姜羊肉汤出自汉代医圣张仲景的《金匮要略》，是一首沿用了两千多年的中医名方，具有温中补虚、祛寒止痛之功效，适用于虚寒证之痛经，也是一道补养气血的经典药膳。

《古方选注》中提道："当归、羊肉辛甘重浊，温暖下元而不伤阴，佐以生姜五两，加至一斤，随血肉有情之品引入下焦，温散沍寒。"当归是中医常用的补血药，性质偏温，归脾、心、肝经，具有补血活血、散寒止痛、润肠通便的功效。对于血虚、血瘀寒凝导致的月经不调、闭经、痛经、虚寒腹痛、便秘有非常好的疗效。生姜是厨房中不可缺少的调料，也是常用的中药，其可温胃散寒、恢复脾胃功能。羊肉是老少皆宜的美味食物，其性温，归脾、肾经，具有益气温中、补肾壮阳的功效，对阳气不足导致的四肢不温、畏寒、虚弱无力等症有很好的治疗作用。羊肉还有通乳的功效，对于产后气血亏虚、缺乳的产妇来说，也是上好的调补食材。当归、生姜养血、活血、散寒，羊肉温补填精，整道药膳具有温阳、补血、散寒之功效。

药膳需坚持以中医理论为指导，注重整体，强调"三因制宜"，即因人、因时、因地制宜，辨证施膳。故需根据不同体质加以辨证，食用药膳时不可一概而论之，如火气旺盛、体质强壮之人则不宜食用当归生姜羊肉汤。《金匮要略》云："凡饮食滋味，以养于身，食之有妨，反能为害。""若痛多而呕，加陈皮、白术奠安中气，以御寒逆"，当归生姜牛肉汤具有温阳补血散寒的功效，适用于各种血虚内寒体质的人群。寒露刚好是秋入冬的时节，民间常有"秋冬进补，开春打虎"的说法，但寒露时节，人们的脾胃尚未完全适应气候的变化，若急于进食肥甘厚味，反而会造成脾胃的负担。可以加白萝卜消食行气，也可以适当加沙参、玉竹等清润之品，防止过燥。

第十三章

升清降浊解食滞之犯，
温阳散寒复中焦元气

2018年6月6日
芒种

一、老年养生需有道，认知不足变伤身

　　"艳阳辣辣卸衣装，梅雨潇潇涨柳塘"描述的正是芒种的景象。芒种，意味着仲夏时节的正式开始，也代表逐渐进入梅雨季节。今年的夏天依然很热，暑湿蒸腾的夏天，总能在门诊中遇到很多有脾胃问题的患者。近年来我觉得群众的健康素养有大幅度的提高，但对于脾胃的认知仍不足，主要是物质条件好了，人们很重视"以吃来补"，因此出现很多胃胀、胃痛、腹胀等"脾胃薄弱"的信号。

　　今天在门诊遇到的梁姨就是踏入了"养生误区之门"的典型。梁姨一进门就迫不及待地将所有不适一口气讲述完。她还没坐下就说道："张主任，您好，我最近真的好难受，每天都觉得肚子胀，胀得我都吃不下东西。"

　　老师问道："是不是最近吃了很多番薯或芋头呀？"

　　梁姨激动地回答道："是是是，不愧是张教授，您怎么这么神呀？我很喜欢吃这些粗粮，不是说吃粗粮对身体好吗？"

　　"别急，慢慢讲，我问你呀，你平时是不是很喜欢吃青菜、水果？"

　　"这您都知道，我很喜欢吃青菜、水果。"

　　老师回头对我们说："知道我为什么知道这些吗？你们不要以为我在和患者闲聊，其实这一类患者我见得太多了，这就

是现代养生的一个误区！"

梁姨听到这一番问诊，急忙补充道："张医生，我知道我的脾胃不好，这几天不是很热吗，我觉得我应该比较湿，就天天煲绿豆、茯苓、薏米这些食物……"

老师打断了梁姨，回过头问我："你看看，现在门诊上也有很多这类患者，只知道茯苓、薏苡仁可以健脾，却不知道其背后的含义，所以很多时候患者认识到了脾胃不好的层面，但在使用这一类的药材时，不仅效果一般，而且还会出现其他问题。梁姨，您继续讲，不着急，慢慢讲。"

梁姨说："我以前上班的时候经常加班，也不觉得累，自从退休之后不知道为什么脾气很大，我也不想这样，别人稍微和我说一两句话，就能擦出'火花'来。您说这有没有可能和饮食有关？我已经很注意了，平时很少吃肉，整天喝菜汤、小米粥、薏米粥，稍微吃点东西就会胃胀。我也做过胃肠镜和幽门螺杆菌的检测，都说没什么问题。也吃了很多药，像奥美拉唑、多潘立酮，等等，但是感觉没什么效果。现在夏天还觉得手脚冰凉，既怕冷又怕热。"

老师听完梁姨的叙述，又问道："还有没有其他不舒服呀？慢慢讲。"梁姨连忙说："应该讲完了，最主要是胃胀。"

老师说道："你确定讲完了？是不是平时睡眠也不好，眼睛干涩？有没有出汗多？"

梁姨笑着回答道："是的是的，我觉得张主任太厉害了。

我睡眠不好已经很久了，都习惯了。眼睛也会干涩，我想估计是我老了，看手机看得多。出汗一直都很多，尤其是夏天，太痛苦了，热了要开空调，开空调又觉得很冷，我老伴儿天天说我。老了不中用了，想着退休后到处走一走，结果现在根本就不敢出门。"老师安慰道："放心！我们一起想办法。争取国庆节让你出去旅旅游，散散心。"老师说完，看了看梁姨的舌象，舌质淡、暗，舌苔薄白，便开始开方了："浮小麦30克，女贞子15克，白芍15克，茯神20克，第一步先平肝；厚朴花10克，麸炒枳壳10克，第二步要行气；白术15克，炒麦芽20克，炒六神曲15克，第三步要健脾消食滞。"

老师回头问我："小金，你来说说，还差什么药？"

我说："砂仁？加大温中化湿之力？"

老师自言自语道："砂仁力度不够，加高良姜还是干姜？我觉得就加高良姜吧。"

二、肝气尚旺郁而未平，饮食失疏滞而为痞

中医认为，梁姨的胃脘部胀闷不舒应归属于典型的"痞满"，指以自觉胃脘部痞塞不通、胸膈满闷不舒，外无胀急之形、触之濡软、按之不痛为主要症状的病证。《素问·太阴

阳明论篇》中提道："饮食不节，起居不时者，阴受之。阴受之则入五脏，入五脏则䐜满闭塞。"梁姨以前经常加班，不停地消耗"库存"，也没有及时补充，加上饮食不节，导致脾胃运化水谷的功能下降，食物停留在脾胃不运转，脾胃的气机被阻，所以出现胃胀，正如《伤寒论》所说"胃中不和，心下痞硬，干噫食臭""谷不化，腹中雷鸣，心下痞硬而满"。

从梁姨走进诊室起，我们就能够感受到职场女强人的气息。梁姨好强，对自我要求高，加上经常加班熬夜，导致肝气变得很霸道，《景岳全书·痞满》也指出"怒气暴伤，肝气未平而痞"，梁姨性格比较要强，工作压力大，情志不遂，导致肝气郁滞，"木赖以土滋养，土得木以疏通"，当脾胃薄弱，抑制不了肝气，便会使肝气失于疏泄，横犯脾胃，导致脾气上升、胃气下降的运转失衡，也导致脾胃的运化水谷能力下降，故易致胃胀、烦躁等不适。还有一个问题，当年消耗过多肝血，滋养不了心血，导致睡眠差、难以入睡等。

老师的望诊往往是一眼扫过去就结束了，之前说到春晚，有一位明星唱歌，老师的关注点却不仅仅是看一场春晚那么简单，他一眼扫过去，看到了明星的舌苔，偏黄、舌边有齿印，就跟身边的人聊："这位明星肯定脾胃不好，痰湿很重，得吃点中药。"

讲到这里我又想起来，之前研一的时候老师给我们讲课，他一站在讲台上，扫遍了全班同学，指着一位男同学说："那位穿蓝色衣服的男同学，对，就是你，你是不是没有吃早餐呀？""老师，是的，因为昨天查文献查到比较晚，今早起晚了，匆匆忙忙来到教室，没来得及吃早餐。"老师又说道："那位穿黑色运动衫的同学，你是不是经常熬夜？"我回头一看，这不是那个经常熬夜玩游戏的家伙吗，老师怎么会知道这些呢？

当我脑海中出现无数个疑问的时候，老师讲道："你们是不是觉得很奇怪，我为什么能猜中这些同学干了什么呢？其实你们学好中医就知道答案了，医学生不是普通的高校学生，你们是医生，当你们踏入医学学府的时候就要把自己当作一名医生，不要觉得几门考试合格了，你就会看病了，临床是靠积累的，患者不会按照书本上的内容去生病，等着你们来治疗的。"

望诊是四诊的第一步，老师的望诊是可以用秒来计算的，而且每一次接诊都能做到"一望而知"。当梁姨走进诊室，一眼望过去，从她那黄黄的脸色，面颊上有很多黄褐斑，紧张兮兮、忐忑不安的面容，稀疏的头发，偏瘦的形体等，初步可以锁定问题出在哪几个脏腑。人体是一个有机的整体，内在脏腑、经络、气血及津液等的病理变化，必然会通过外在的表现反映出来。所以观察人体全身、局部等方面的变化，不仅可以了解机体的健康状况，还可作为判断脏腑、气血等病理变化的依据。正如《灵枢·本脏》所说："视其外应，以知其内脏，则知所病矣。"除了整体的望诊，还要注意局部细节，如头发有没有光泽、说话是否紧张等。望诊需要在日常生活中培养和训练自己的观察能力，不断地积累经验，才能提高诊察水平。要从患者的穿着谈吐等对其性格作出预判，并了解患者的生活习惯及职业，这能给我们的辨证提供很多的线索，我觉得这也是当下的年轻医生比较容易忽视的，但却十分重要。

再说说问诊，《四诊抉微》言"听声审音，可察盛衰存亡"，通过问诊进行病史采集，有时老师问患者的职业、生活习惯等信息，看似在和患者"闲聊"，其实这一切都是了解"线索"的方式。因此，我觉得作为医生虽然要严谨，但是得学会"闲聊"，这种"闲聊"会使患者放松，有利于表达其所出现的症状，医者要有温度，要急患者所急。老师在问诊时总是认真倾听患者的叙述，边问边快速对患者进行辨证，老师说过："问诊时，要对患者的主诉从病、证两个角度进行思考和分析，结合望、闻、切三诊的信息，一边问一边开始对患者进行辨证。这样才能获取更多的线索。"梁姨说话的语速比较快，从她对自己病情的叙述中可以看出她是一个性格比较急的人，而且平时思虑比较多，所以她的脾胃功能不好不单单只是饮食不节的问题，可能也存在情志失调引起脾胃气机失调的因素，脾虚使肝气横逆，从而侵犯胃。

通过四诊找到病因病机，可以进一步确立治法治则。对于梁姨来说，需要肝脾同治，所以治疗上应该平肝、健脾、行气三个方面并行。

《类证治裁》指出："肝为刚脏，职司疏泄，用药不宜刚而宜柔，不宜伐而宜和。"叶天士也认为"肝为刚脏，非

柔润不能调和"，"养肝之体，即可以柔肝之用"，故用白
芍、女贞子调肝理脾，白芍"主收脾之阴气，泄肝之阳邪"，
女贞子"养阴益肾，补气舒肝"。梁姨压力大，睡眠不佳，故
用茯神宁心安神，茯神为茯苓菌核中间带有松根的部分，专治
心神不安、惊悸、健忘等，老师常用其治疗失眠、心神不安的
患者，并以浮小麦益气滋阴。老师喜欢用花类的药物，花类药
物种类丰富、质地轻扬、活泼灵动，虽温却不燥热，不耗液，
不伤津，虽寒却不凝滞，不伤正，不损阳，花类药甘味多，苦
味少，药性平和，作用较温和，其气味清香辟秽，又可醒神调
情志。厚朴花是厚朴的干燥花蕾，在春季花未开放时采摘，稍
蒸后，晒干或低温干燥，其味苦，性微温，善于理气宽中，芳
香化湿，其功似厚朴而力缓，主治脾胃湿阻气滞之胸腹胀满疼
痛。枳壳味辛，性燥，可宽中除胀，经过麸炒制后，辛燥之性
味得以缓和，偏于理气消食，对于梁姨来说是比较好的选择。
健脾方面，老师选择了白术、炒麦芽、炒神曲，炒麦芽是老师
常用的一味治肝脾的药物，炒麦芽能"达肝以制化脾土"，既
可疏肝行气又能健脾消食，适用于肝郁伤脾、脾失运化而致食
后饱胀、饮食停滞的患者，正适合梁姨。"神曲，味甘，炒
香，香能醒脾，甘能洽胃，以此平胃气，理中焦，用治脾虚难
运"，可加强健脾消食之力。破布叶是岭南道地药材，可消食
化滞，清热利湿。高良姜味辛，性热，有温阳和中及散寒止痛
的作用，《珍珠囊》认为高良姜是温通脾胃之佳品，《名医别
录》谓高良姜"主暴冷，胃中冷逆、霍乱腹痛"；高良姜善

内攻走里，专温脾胃之阳，散脾胃之寒，以温胃散寒、止痛降逆为其长。麸炒枳壳可使辛散之寒邪得以外导，终致中阳复生，凝结之寒得以疏通，通则不痛。由于梁姨在脾胃气虚的基础上，喜欢吃水果、青菜，导致中阳受损，因此健脾的同时要加大温中散寒之力。

三、理气消胀各有异，虚实寒热要分清

胀满痞闷、堵塞不通是痞满的临床表现，老师常会使用理气药疏导气机，使痞满消。现代药理研究亦表明，不少理气药具有促进胃肠动力的作用，因此临床常加理气药来健运消胀。理气类的药物也有很多种，有些理气药物比较温和，有些理气药物，虽行气、破气之力较强，但会影响到其他脏腑气血之盛衰。老师在治疗痞满时常会用到岭南道地药材——陈皮、佛手等。陈皮中新会陈皮最为地道，其质优，独具道地药材特色，为陈皮中的上品。由于新会陈皮具有很高的药用价值，又是传统的香料和调味佳品，所以向来享有盛誉，早在宋代就已成为南北贸易的"广货"之一。《本草纲目》记载："橘皮苦能泄能燥，辛能散能和，其治百病，总是取其理气燥湿之功。同补药则补，同泻药则泻，同升药则升，同降药则降。"陈皮的首要功效为燥湿化痰、行气健脾、理气和中，腹胀、腹痛，

呕吐、咳嗽等疾病，服用陈皮均可收到良效。佛手为广东道地药材"十大广药"之一，佛手，大片而薄、黄皮白肉、气味香甜，味辛、苦，性温，归肝、脾、胃、肺经，具有疏肝理气、和中化痰之效，常与陈皮配伍，适用于脾胃气滞、肝胃不和等证。

药对，又称对药，是临床上常用且相对固定的中药配伍形式，同时也是方剂的最小配伍形式，为历代医家经过实践总结的经验升华。老师也很喜欢药对，记得当年读书的时候，老师说完一味中药，就让我们说下一味中药是什么，反复强调药对的重要性，老师的临证处方中，每一个处方里都藏着一两个药对。脾病多虚多寒，胃病多热多实，脾宜升则健，胃宜降则和，临证的老师喜用木香、砂仁来解决此证。木香乃三焦气分之药，能升降诸气，升脾降胃，尤善舒脾胃之气滞，为舒气、行气止痛之良药，兼能健脾消食。砂仁治脾胃气机结滞不散，尤善理脾胃之气滞，为醒脾和胃之良药，有行气和中、开胃消食的功效，二药合用，可理气消食，是治疗脾胃气滞、脘腹胀痛的良药。临床运用时要注意木香、砂仁性均温燥，燥能伤阴，故对胃阴虚、脾阴虚者应慎用，且用药时间不宜太长，以免破气伤正。说到砂仁，就不得不提老师很喜欢用砂仁治疗各种病症，尤其是现代的人，十个人中有八九个人脾虚，脾胃寒湿，平时要是嫌麻烦可以煮着喝。曹雪芹先生在《红楼梦》第六十三回中描写了尤二姐饭后咀嚼砂仁，贾蓉进门后与她抢着吃的场景，说明砂仁在当时不仅可以药用，民间亦把它当作调胃、养胃、助消化的保健食物，用来煲汤、炖肉、煮粥，甚至当零食。

对于"怒气暴伤，肝气未平而痞"者，老师喜用柴胡配枳壳，柴胡条达肝气，疏肝解郁，枳壳疏肝宽胸，行滞消胀，两者相互为用，共奏调理肝脾之功效。对于肝胃不和兼夹痰湿内阻者，老师喜用紫苏梗配法半夏。紫苏梗可使郁滞上下宣行，其性微温，比枳壳尤缓，病之虚者，可用它来宽胸利膈，疏气而不迅下，善开郁气，兼以降气，为治疗肝胃气滞、胃失和降之良药，加法半夏可辛开散结，化痰消痞。脾胃乃后天之本，主腐熟、运化水谷，水谷停滞中焦，影响脾胃升清降浊，针对除痞满、消积滞，老师喜用焦三仙。曾经有一位御医给慈禧太后开了"加味三仙饮"来消食滞。虽然焦神曲口感不好，很苦，但是对梁姨这类爱吃粗粮又脾胃薄弱的人来说很好用。炒麦芽专门消淀粉类的食物，《医学衷中参西录》中就提道"大麦芽，能入脾胃，消化一切饮食积聚，为补助脾胃之辅佐品，若与参、术、芪并用，能运化其补益之力，不至作胀满，为其性善消化，兼能通利二便，虽为脾胃之药，而实善舒肝气"，且"凡麦、谷、大豆浸之发芽，皆得生升之气，达肝以制化脾土，故能消导"，故老师常配合炒麦芽一起使用，以加强行滞消胀之功。

老师也很喜欢使用生姜、干姜、炮姜、高良姜来温中散寒，其中生姜性微温，干姜性热，炮姜性温，高良姜性热。生姜善发散风寒，适用于风寒表证，又为呕家之圣药；干姜偏于祛里寒，为温中散寒之至药，善于温脾，亦能温阳通脉，适用于腹痛泄泻、阳虚欲脱等证；炮姜善走血分，长于温经而止血；高良姜偏于温胃，适用于脘腹冷痛、呕逆噎膈等证，"良姜，同姜、附则能入胃散寒；同香附则能除寒祛郁"，故高良姜既可温胃散寒，又可理气开郁，适合痞满、脾胃有寒者。

《景岳全书·痞满》指出："痞满一证，大有疑辨，则在虚实二字，凡有邪有滞而痞者，实痞也；无物无滞而痞者，虚痞也。有胀有痛而满者，实满也；无胀无痛而满者，虚满也。" 对于痞满，要先辨虚实，但常忽略胃痞易寒热互结。在很多时候，我们常认为炎症性的脾胃疾病都是有火，而使用清热消炎寒凉之药治疗，却不知过用凉药，反而会加重病情。

四、认知"现代脾胃"，感知客观现象

　　现代人很多因为工作压力大或平时不注重饮食规律，久而久之就会出现胃胀、胃痛、打嗝、反酸等脾胃问题。"三分吃药，七分调理"，治疗脾胃问题，关键在于日常调护，一定要尽量做到定时、定量，切忌进入"吃什么补什么"的误区。从营养学角度建议多吃青菜、水果，多吃粗粮，对身体有益，但从中医角度去理解这一条"养生金句"，则不赞同。我们要看现代人的脾胃，适合吃什么？怎么吃？这些问题往往是脾胃

说了算。脾胃是人体气血生化之源，当某种原因使脾胃变得薄弱时，多吃青菜、水果，只能给脾胃戴上"寒湿帽"，多吃粗粮，只能给脾胃增加负担而出现"脾虚食滞"的局面。

芒种时节，天气炎热，多雨潮湿，易伤脾胃，故饮食常以清补为主，孙思邈认为"常宜轻清甜淡之物，大小麦曲、粳米为佳"。但是过食清凉甘寒的食物，如绿豆、芹菜、冬瓜、菠菜、黄瓜等，会损伤脾胃，使脾阳不振，温煦与气化功能减退，气机升降失常，导致痞满。正如《兰室秘藏·诸腹胀大皆属于热论》言："如或多食寒凉，及脾胃久虚之人，胃中寒则胀满，或脏寒生满病。"

其实回想起来，我读研的时候，老师开处方很少会使用调脾胃的药物，但是近年来，老师非常喜欢使用调脾健脾的药物，甚至我自己的感悟是基本以"脾胃为中轴"。我觉得我们应该要懂得现代人的脾胃，脾胃不好的症状可以作为疾病现象，能够被客观感知的，因为脾胃不好而出现的证候和病机是认识疾病的本质，隐藏在疾病的症状之中，需要我们通过思维去把握，所以还会出现虽然知其"脾胃薄弱"，但是开出来的处方并不会有效果。我们只有不断地提高自身的中医理论修养，学会服从中医的逻辑规则，进行病机的思维分析，才能制定出最佳的治疗方案。

第十四章

多年便秘通便茶无功，
五脏平调润燥腑气通

2019年9月23日
秋分

一、阴虚燥热便秘生，不可略因只求通

近些天来，虽然我还是觉得每天都很热，但是晨起赶车上班时明显觉得有点冷了，包里也给自己多带了一件薄外套，即使在广州，也能感受到秋天的气息带来的丝丝凉意。看到街边药店门口的货柜摆上了银耳、百合，看来大家也都知道要煲靓汤来解秋燥，今晚我回去也要炖一道雪梨银耳汤应应节。

一晃眼跟老师学习已有六年了，回广东省中医院上班也有五年多了，通过梳理广东省第一批老名中医甄梦初及岭南杂病医家甄驾夷老先生的医案，再加上跟老师在门诊学习的点滴，以及自己这几年的临证心得，我的感触很深。回想起那一年独自出诊，我的心中一片混乱，每次遇到患者进诊室，大脑便会"一片空白"，起初我很喜欢使用甄老的验方和老师的验方，遇到类似的患者就会"套上去"，部分有效果，部分没有效果。因此，我开始慢慢总结有效果和没有效果的案例。

每一次的跟诊，就像是我的"充电站"，通过一次次的跟诊慢慢寻找脑海中的无数个"疑惑"，这一天的门诊依然有很多患者，有的拿着报纸过来，有的拿着老师的图书过来。老师已经看了不少久咳、久喘的患者，还有睡眠障碍的患者，生长发育迟缓的小儿等。

门诊临近尾声，有一位女士走进诊室，第一次见到她时，

我着实被其气场所惊讶到，发型干净利落，衣服整齐得体，一时间我有些好奇胡女士会有什么不适需要来老师的门诊就诊。

胡女士刚坐下来，便讲道："德叔您好！我是慕名来找您解决便秘问题的。我自认为饮食作息都已经很规律了，但还是三四天才有一次大便，每次排便都很费力，大便很干，有的时候还是一粒一粒的。"

老师："小胡你好！这种情况有多长时间了？感觉大便的问题会不会跟工作劳累、情绪紧张有关系呢？以前是怎么治疗的呢？"

胡女士答道："这种情况反反复复已经有大概五年的时间了，起初通过增强运动、改善饮食好转过一段时间，后来又复发，我就用通便茶、酸奶、火龙果这些来通便，起初都会好转，但用一段时间后就又没有了效果，现在就只能通过吃那些有大黄类的中药来通便，之前的医生也不让我长期吃，但是不吃又是三四天才很辛苦地排一次大便。近来我还在用一种保健品，效果不错，但是也不能总依赖这些药物。"

老师一边把脉，一边问道："舌头给我看看。平时做梦多吗？会不会容易心烦？有没有头晕过？"

"有的，我平时睡眠质量比较差，一闭眼就会做各种乱七八糟的梦，的确很容易心烦，劳累时会有头晕的症状。德叔，您还真神了！我来看便秘，没想到您一把脉一看舌头就看出了这么多问题。你们中医还真的是蛮神奇的！"胡女士笑着回答道。

老师说："不是我神，是中医的智慧！你的症状还是比较典型的，今天让我的学生给你讲讲其中的原因，你心中清楚了也就不会焦虑这个问题了，让你工作时更加轻松上阵。小金，你来说一说这位患者的情况！"

我答道："胡女士身材比较瘦小，我们常说'瘦人多火'，往往会伴随阴虚的表现，而胡女士又是高强度的脑力劳动者，故而易暗耗肝血使得阴血更虚，阴虚则肠道津亏，排便不畅，用火龙果、酸奶、蜂蜜这些可以起到'增水行舟'的效果，缓解其便秘的症状，但阴虚则生热，热更耗其阴液，此时只滋阴不清热就不能起到很好的效果，大便也会随之干结更难排出。"

老师点了点头，讲道："其实你分析得也没错，但是有一个线索忽略了，我们是看以便秘为主诉的患者，而不是只看便秘，还是要继续问一下脾胃的问题，多数是失治、误治导致的，治疗时除了要考虑你刚才所说的那些因素，还要考虑到脾胃，不能只想着便秘的问题，你好好跟进一下这个患者，相信你能从中学到很多书本里没有的知识，你要感恩这些患者，是患者让你成长！"

老师继续问患者："平时会不会觉得胃胀，容易打嗝吗？"

胡女士又用充满崇拜的眼神望着老师回答道："这您都知道，应该是从去年开始的，经常觉得胃胀，有时候反酸，经常打嗝，也吃了不少西药，但是感觉吃的时候都好好的，一停药就又发作，现在吃东西也很注意了，吃得很清淡。"

老师点点头说："对不对，小金，我说得没问题吧？所以你继续问下去还能问到很多很多，凡事肯定是有原因的。"胡女士笑着说："您太神了，我只是因为多年便秘来看您的，您还把我所有的问题都看透了！"

二、浊气要降便要通，调和五脏有奇功

门诊上有些患者的主诉并非当下真正的"主诉"，我们要通过这些线索去理清自己的思路，虽然胡女士是因为便秘来就诊，便秘是主诉，但其实便秘在某种程度上算不上"主诉"，作为一个会明理的医生，绝对不能盲目跟着患者的表述走，这样就有可能进入误区。怎么理解这个是主诉，但是并非真正的主诉，其实我们通过望闻问切就能得知胡女士除了便秘以外，困扰她的还有睡眠差、胃胀满等不适。

诊疗结束后，老师说："今天最后一位患者胡女士是一位便秘的患者，我们刚好借此机会聊聊大便的问题。自你们入学起，都听过'肺与大肠相表里'和'六腑以通为用'这两句话，可你们现在的临床经验还不够丰富，当你们遇到那些危重患者大便通或不通，其疾病预后方面有很大的区别。所以虽然平时门诊上很少有这类危重的大便不通的患者，但是便秘的

患者不在少数，你们一定要注意大便的问题，尤其是补虚的患者，更应该注意这个问题。"

"先从中医生理的角度来讲，'饮食入胃，经过胃之腐熟，脾之运化，吸收其精微之后，所剩糟粕由大肠传送而出，成为大便'。这里讲到了脾胃的功能所起到的作用，也讲到了大肠作为一个重要的排泄通路所起到的作用。那么单从通路这个角度来看，通路不顺畅，通路内容物无力推动，都会导致排泄失常。常见的原因有气虚不能推动，阴虚、血虚不能濡养导致排泄困难，或者是燥结、气滞、寒凝导致运化不畅，也就对应了我们所讲的热秘、气秘、阴秘、血秘、冷秘的病机。但同时也不应该忽略脏腑间的功能是否调和，如肺气郁闭致使大肠气机不通，肝木乘脾导致脾不能运化，胃中燥热致使津液匮乏，肝血亏虚导致肠道不能濡养等。"老师补充道。

老师喝了口水，接着讲道："那诊断方面呢？我们要利用各种体征来佐证我们的判断，尤其不要忽略疾病是人得的疾病，人的饮食习惯、生活作息、工作环境等均与人体的五脏六腑密切相关。这个人进来的行走姿态、说话声音、穿着、面色等就告诉了我们许多信息，性格和体质就基本有所把握了，这时候可以结合自己的经验针对性地进行问诊来佐证自己的判断是否有误，是否遗漏了一些问题，还有气虚、血虚、寒热等到了何种程度。再结合舌脉，其实就已经心中了然了。"

"再结合我曾经遇到过的患者来讲，腑气不通，也会影响其他疾病，甚至是治疗的关键所在。譬如我曾经会诊过一位外国友人，大便不通，神志不清，使用通腑配伍醒神开窍的药物很快就能够恢复正常的工作，这就是浊气不降、上扰清窍的缘故。腑气一直不通，浊气不得下降，容易转为危重患者或是使危重患者的病情进一步加重。那对于久病重病的患者，除了‘行气通腑’‘增水行舟’这些治法以外，还万万不可忽略阳气的重要性。黄师兄先前的一个病案，虽说用药可以保障患者大便通畅，但是我加用了小茴香、炮姜这些温阳药物后，患者不用借助药物也能自行排便，对于其肺炎的康复也就有了很好的促进作用。这其实是为了通过培补阳气而达到身体机能自调的目的，当人体机能恢复以后，排便功能也就得以恢复，糟粕得出，也就促进了身体其他症状趋于好转。而当患者长期大便不通时，一旦大便得以通畅，其面色往往也会由晦暗变得有光泽，这也提示我们治疗的有效性。”老师补充道。

“那回到胡女士这个病例，你们还忽略了一点，她作为白领人士，长期生活在空调房中，最初的便秘会不会也跟阳虚有关呢？其通过运动调动人体阳气后症状有所缓解，其实也不能排除这一可能，只是随着其自我干预，证型出现变化，而症状没有变化，也提示我们中医的诊断与治疗，万万不能脱离‘辨证’这一要点。不过，值得表扬的是，小金不仅关注了现在的症状，也关注到了暗耗肝血这一病机，我们通过养肝阴、平肝气这一方法，使得五脏调和，就能避免便秘再次发作。”

三、便秘病因不简单，五脏调和是关键

便秘这一疾病，上至七八十岁的老人，下至两三个月的小儿，都可以发生，往往会给患者带来不适，不少人因此有了很大的心理负担。便秘这一疾病常虚实夹杂，不可一见便秘就去补虚，也不可一见便秘就猛进攻伐，否则往往使得内脏更伤，功能更差，排便更难。平时大家常用开塞露来给便干难排的患者通便，临床也常运用灌肠的方法给患者润肠通便，古方中亦有用蜂蜜、猪胆汁等药物灌肠治疗便秘，其原理大致相同，都是通过增加肠道中津液的作用来使得燥屎化开后随肠的蠕动排出，是一个对症治疗的方法。此外，中医还有一个常用于老年便秘的名方——麻子仁丸。麻子仁丸又称"脾约丸"，是出自《伤寒论》的经典方，其辨证的关键就在于胃肠燥热、阴液不足，临床上我发现许多老年人的便秘确实属于此种证型，胃强脾弱，多挟胃火，我多喜用麻子仁丸加减治疗，如加黄连以清胃火，加黄芪、党参、山药以益气健脾，往往可以起到很好的疗效，对于伴随有失眠症状的患者也会起到多重治疗的效果。而老师临证时则取其方义，肺肠同调，选用杏仁开宣肺气使肠腑气机得降，取"提壶揭盖"之义，再佐以降气的莱菔子和润肠的麻子仁，寥寥几味中药便抓住了主要病机。此外老师经常强调五脏调和，再结合对患者望闻问切四诊所搜集的体征，或

佐以平肝养肝疏肝之药，或佐以养心安神之品等。每次我跟随老师门诊出诊，听完老师的讲解，都会对患者的病机有更深刻的体会，希望自己也能逐渐锻炼和提升辨证能力，像老师那样抓住精髓，用最精简的药材达到目的。而且值得注意的是，老师临证治疗往往要达到药停、便亦可通的效果，而不是一味使用通便的药物，更重要的是恢复患者的脏腑气机功能，使脾胃得以健运，胃中糟粕得以从大肠排泄而出，也就是五脏调和的目的所在。

小儿脏腑娇嫩，形气未充，故其胃之腐熟、脾之运化的功能还不够完善，常常出现便秘或腹泻的症状，便秘也常常表现为无力排出或便干难排，其病机则是脾气亏虚无力推动，饮食积滞，郁而化热，则燥屎结于大肠，难以排出。治疗上老师常用健脾益气、消食清热之法，选用白术、山楂、莱菔子、独角金等药物。明代医学家万全提出："肝常有余，心常有余，阳常有余，脾常不足，肺常不足，肾常虚，阴常不足。"老师抓住小儿心肝有余的特点，常佐以清肝泻火、养阴平肝的药物，如黄芩、夏枯草、麦芽、白芍等，以期五脏调和，脏腑气机升降有序。《素问·上古天真论篇》一文告诉我们："七七，任脉虚，太冲脉衰少，天癸竭，地道不通，故形坏而无子也。……八八，天癸竭，精少，肾脏衰，形体皆极，则齿发去。"临床上我们也经常发现老年人的证型多为真阳亏虚或阴亏血燥伴有气滞、粪结，不少患者会自行购买服用麻仁软胶囊等药物，也可以起到较好的效果，其治疗往往是以补虚为主，加上润肠通便的药物，或佐以清热之品。随着年龄的增长变化，人体状态逐渐衰竭，容易出现阴阳耗损不足的情况，或是形寒肢冷、真阳不足之象，或是形体枯槁、阴血亏虚之象，二者均可诱发便秘这一症状，故老师临证尤其喜爱运用肉苁蓉一药，既可平补肾阴肾阳，同时其质润又可润肠通便。此外，大便数日不排，粪便结于肠腑而生热，老师临证往往伍用麻子仁以润肠通便泻热，也可收到较好的效果，同时结合患者体质佐以或温阳或养血之品，帮助人体脏腑阴阳归于平和之态，故而便秘得愈。而像胡女士这类患者，多因压力较大、生活节奏较快、不规律的生活方式等导致肝阴不足、肝阳化火，挟有胃火，渐而导致肠道津液不足，大便干结，数日不行，往往还伴有睡眠差的症状。对于此类患者，其病机是气机不畅，推动受阻或阴血不足，肠道津亏，往往还有情志郁积化火的表现。老师在治疗上往往采用清热养血、润肠通便之法，同时养肝阴、平肝气，伴有肺气郁闭的患者还应加用麻黄、杏仁之属开宣肺气。而对于产后便秘患者，其病机常为血虚津亏，当养血润肠通便，可选用当归、肉苁蓉之品等。

临证中，子仁类药物往往质润而有润肠之效，老师喜用火麻仁、瓜蒌仁、莱菔子、郁李仁之品，尤其是火麻仁，正如《长沙药解》一书中所讲："润肠胃之约涩，通经脉之结代。"而其他药物多是理气滑肠之品，可以起到较好的润肠通便的目的。而对于睡眠障碍的患者往往加用柏子仁宁心安神，并加强润肠通便之功用。在五脏气机方面，常常表现为肝气不舒，肝血不足，肝阳上亢，或是气机阻滞、腑气不通。临证上老师还喜欢使用药对，即抓住不同证型主要病机的小方，起到协同增效的目的。例如，老师常用白术搭配白芍以起到健脾柔肝之用，或伍用沙参增强养阴润燥之功；对于血虚津亏患者，喜用当归与肉苁蓉相配，起到养血润肠通便之效；而对于气机阻滞、腑气不通的患者，则选用枳实与厚朴配伍的方式，取用小承气汤之意，达到行气通腑的目的，但往往不会久用，中病即止。此外，老师除了病证结合、平调五脏的方法之外，不少经典名方在临床之中亦有较多应用，如增液汤"增水行舟"、润肠通便，麻子仁丸健脾清热通便、治疗"脾约证"，济川煎与温脾汤温润通便，黄芪汤补气通便等。

四、便秘之"通"与"润"

"大肠者，传导之官，变化出焉"，大便的排出是靠大肠的传导，而这种功能需要气的推动和津液的濡润，否则，大肠传导无力、大便燥结，就会导致便秘。故便秘的总体治则离不开"通"和"润"。清代高士宗在《医学真传》中就有关于"通法"的论述："但通之之法，各有不同。调气以和血，调血以和气，通也；下逆者使之上行，中结者使之旁达，亦通也；虚者助之使通，寒者温之使通，无非通之之法也。若必以下泄为通，则妄矣。"应用"通"法治疗便秘，不是仅指以泻下之法来通便，而是要根据具体的病机而言。气秘者，调理气机为通；虚秘者，补虚为通；寒秘者，温阳为通。而"润"之法，《温病条辨》云："水不足以行舟，而结粪不下者，当增水行舟。""水不足"的原因众多，《景岳全书·秘结》中提道"秘结证，凡属老人、虚人、阴脏人及产后、病后、多汗后，或小水过多，或亡血、失血、大吐、大泻之后，多有病为燥结者。盖此非气血之亏，即津液之耗。凡此之类，皆须详察虚实"，所以除了滋阴润燥外，还可以使用补气养血、敛汗生津等方法来"增水行舟"。特别是在燥邪盛行的秋天，"润"更是关键。秋燥盛行，对于平素便秘的患者来说更是烦恼，"润"燥是必不可少的。但是南、北方秋季气候存在差异，所以"润"药的使用需要更加注意。我国南、北方的秋季气候虽然都干燥，但南方相对北方来说气温稍高，且雨水也多，容易暑、湿、燥交替，加上南、北方人群亦有各自的体质特点，《备急千金要方》曾提道"凡用药，皆随土地之所宜：江南岭表，其地暑湿，其人肌肤薄脆，腠理开疏，用药轻省；关中河北，土地刚燥，其人皮肤坚硬，腠理闭塞，用药重复"，故南方应以清润为主，以防"润"太过且湿未去而伤脾胃。此外，秋气通于肺，肺与大肠相表里，对于有肺部疾病的老年便秘患者可使用杏仁、枇杷叶、紫菀、桔梗等宣肺肃肺、调理肺气之品，正如叶天士在《临证指南医案·肠痹》中云"丹溪每治肠痹，必开肺气，谓表里相应治法"，使肠腑自通。

第十五章

淋证遣药需随证，清利有度顾脾肾

2012年10月23日
霜降

一、夜尿频数"有热气"，滥用凉茶实转虚

　　霜降刚过，气温终于有所下降，在广州的人们也都"脱了单"，纷纷穿上了薄外套。霜降是秋季的最后一个节气，是秋冬气候的转折点，也是阳气由收到藏的过渡。"霜降时节，万物毕成，毕入于戌，阳下入地，阴气始凝"。俗语有"寒露不算冷，霜降变了天"，即天气渐寒始于霜降。我来到诊室，发现已不再开空调了。老师看着我们一个个白大褂里单薄的样子，提醒道："都带了外套吧？别看现在中午挺热的，等我们出完诊，就凉了，可要注意保暖。"同学们均笑着回应："带了。"老师才满意地点了点头，还特意看了一下我的穿着说道："对，这个季节就要随身携带这种薄薄的且能挡风的外套。"

　　半个下午过去，我坐在老师后面都撸起袖子干活了，七十多岁的刘婆婆进来了，只见她脸色㿠白，满头白发，双眼睑浮肿，上身偏胖，属于梨形身材，在老伴儿的搀扶下，她拖着极度疲惫的身躯，慢慢走进诊室。看着玫红色的薄羽绒服里略显臃肿的毛衣，我猜那毛衣下面肯定还有衣服。刘婆婆一坐下来就开始说起来："张医生啊，救救我吧！我每天晚上去十几趟厕所解小便，觉都没法睡，这可怎么活啊！"看那表情，仿佛

下一秒眼泪就要掉下来了。

"刘阿姨是吧？别着急啊，你慢慢说。"老师双手握住刘婆婆放在脉枕上的手说道，"最主要的症状就是起夜十几次是吗？手很凉啊。"

老师的手好像有一股力量，或许是比较暖和？刘婆婆平静下来，叹了口气："谢谢张医生。我这也已经四五年了，一开始没这么严重的，就是一天要去好几次厕所，每次拉得不多，有点热热的，还有点痛，这不就是有热气吗？我就自己煲凉茶喝，喝了就好一些了，又去医院看，那个医生说是尿路感染，给我开了一个星期的消炎药，还有清热解毒的中药，吃完我觉得没事了就没有再去了。后来也出现过这种情况，我也是喝凉茶，不过有时候有用，有时候没用。怎么现在喝就完全不行了呢？"

听完刘婆婆的描述，确实是尿路感染的症状没错，中医称之为"淋证"，而且应该是"热淋"，那清热解毒的中药就是课本上的经典方剂——八正散？我坐在后面这么想着。《外台秘要》中也记载了几首治疗热淋的小方，如第四卷中"车前草（切一升），通草（三两切），葵根（切一升），芒硝（六分汤成下）。上四味，以水七升，煮取二升，绞去滓，纳硝，分温三服，服别相去如人行六七里，微利为度。忌热食"。第二十六卷中"古今录验疗淋，小便数病，膀胱中热，滑石散方。滑石（二两），瓜蒌（三两），石苇（二分去毛）。上三味捣筛为散，以大麦粥清服方寸匕，日二"。当然凉茶也会有一定的效果，只是不单单针对下焦罢了。怎么会没效，反倒越来越严重了呢？

二、询问病史有的放矢，辨证正确顺理成章

老师继续问道："好的，这个情况我知道了。还有没有其他的不舒服呢？"

"睡眠不好，总是起夜怎么可能睡得好嘛？手脚也很冰凉。您看您这后面的小年轻，还有我老伴儿也不会像我一样穿这么多，您看，我穿这么多还是觉得很冷，到了白天也觉得没精神，很累，总想躺着，我女儿说我是缺乏锻炼，要出去走一走，但是我很怕冷呀，前几天一大早跟老伴儿一起去楼下公园散步，一回来又开始鼻塞，流涕，很不舒服。"阿婆十分无奈地说道。

"是不是吃完饭就觉得很累，肚子胀胀的，喜欢吃热热的东西？"老师又开始"猜"患者的症状了。

"是的，胀的时候我还会自己按摩一下，就是没什么效果。"刘婆婆一边说一边用左手在腹部划了个圈。

"有没有腰腿酸软、耳鸣？是不是大便也不成形？有时候还有食物残渣混在里面？"老师一边把着刘婆婆右手腕寸关尺

的脉象，一边问道。

"是啊，最近拉肚子比较严重一点，大便总是烂烂的。"刘婆婆说完这句话，在老师的示意下换了左手放在脉枕上。

"伸舌头出来看一下。"我们都伸长脖子，坐在老师身后的同门还站了起来。"淡胖舌，白苔，沉细脉。你们看阿姨的脸，有注意到什么吗？"老师看了看我们一圈人问道。

一个师兄回答："脸色不太好，有点白胖白胖的。"

"还有呢？"

"眼袋有点大，浮肿，偏黑。"一个师姐抢先回答了。

"对。"老师似乎对这个发现比较满意。

"党参15克，炒白术20克，炙甘草10克，菟丝子15克，黄芪15克，乌药15克，醋香附10克，苘实15克。阿姨，以后家里的菜汤不要喝了，尤其是那些清热利湿的汤都不要喝，也不需要吃那么多水果，要鱼肉蛋类合理搭配，这个季节多吃点鸡肉、牛肉、羊肉这些偏温补的食物。你要是觉得这些肉吃完口干、喉咙不舒服，那就可以放点玉竹或沙参这些来润一下燥。我们这个大方向是对的，有的时候出现一些所谓的'上火'，吃半个雪梨或喝点蜂蜜水就能解决了。"

老师还没说完，刘婆婆就急忙说道："张医生呀，我也喝过羊肉汤，之前有个诊所的老中医说我是阳虚，建议喝多点羊肉汤，但是一喝羊肉汤，我就觉得很胀肚，感觉不太容易消化。"

"不急，慢慢来，吃完这个中药您会舒服很多，不怕，喝羊肉汤是对的。如果您觉得不消化，可以在里面放点白萝卜，白萝卜具有行气消食除胀的功效，又能够制约羊肉之燥热，一步步来，虽然期间会出现一些小问题，但是整体的大方向是对的，我们一起努力。"老师说完，刘婆婆千恩万谢地走出了诊室。

老师这才跟我们解释道："其实一开始给刘阿姨看病的医生是没什么错的。主要是后来，刘阿姨一碰到这种情况就认为之前清热解毒的思路可以解决她的问题，再加上平时老广就喜欢喝凉茶，把本来就不太好的脾胃喝得更凉了。年纪大了，肾阳亏虚，脾胃不行，精微物质转化不利，肾阳就得不到良好的补充，水液代谢也会失常，所以小便就变多了。治疗刘阿姨这类患者，还是得先建中阳。"

三、淋者初起多邪实，迁延日久正气伤

大多数医生都会判断尿频、尿急就是尿路感染，也就是泌尿道的炎症，老百姓眼中的"热气"，也有出道不久的医生小白们认为是"湿热""热气"。这位刘婆婆病程日久，若单纯是"热气"，那在前几次的诊疗中就搞定了。此外是刘婆婆的体质问题，素体脾肾阳虚为主的面貌，这些证据来源于㿠白的面色、大大的眼袋、上身偏胖、手臂粗大等。除此之外，我们

往往会忽略的信息就是前期按照尿路感染那一套使用了抗生素治疗，而且用过清热利湿类的中药，但是后续的治疗中并没有改善。

所以作为一名临床医生真的要懂得思考，要把书本上的点点滴滴，像串珠子一样串好它，这不仅是对疾病的认识，而且也是提炼病因病机的过程。

尿频之症责之于膀胱，《素问·灵兰秘典论篇》曰："膀胱者，州都之官，津液藏焉，气化则能出矣。"膀胱为储藏尿液之地、津液之腑，小便为津液之余，小便排出自然依赖于膀胱的气化功能，而肾与膀胱相表里，膀胱的气化功能需要依靠肾的蒸化。《诸病源候论·淋病诸候》云："诸淋者，由肾虚而膀胱热故也……若饮食不节，喜怒不时，虚实不调，则脏腑不和，致肾虚而膀胱热也。"在此理论基础上，治疗原则为先清利膀胱湿热，再补肾阳以制约膀胱功能，以此达到水液代谢得控的目的。但刘婆婆的情况却不仅仅是如此简单的。岭南地区气候湿热，容易上火，因此这里的人爱喝凉茶，即便是平时也喜欢用清热利湿的食材煲汤，如莲藕、冬瓜、菜干、薏苡仁等，对脾胃的损伤本就较大。而且刘婆婆自从出现尿频的症状就开始吃抗生素，也在不断喝凉茶，试图将"火"给泻下去，导致作为后天之本的脾胃阳气受损更加严重。肾虚精失所藏，脾虚不能摄精，命门火衰不能温煦脾阳，脾阳不足也不能充养肾阳，因而脾肾两虚互为因果，水道失于通调，津液无以上承，则在夜间阴盛阳衰之时下行为浊，膀胱又因肾虚之因无法正常储藏尿液，便出现了频繁起夜的情况。初期确实曾出现过"标实"的尿频、尿痛、小便热等症状，但随着误用药物及病情迁延，后期则是以正虚为主。

《素问·经脉别论篇》有云："饮入于胃，游溢精气，上输于脾。脾气散精，上归于肺，通调水道，下输膀胱。水精四布，五经并行，合于四时五脏阴阳，揆度以为常也。"胃气不足，不能摄纳食物或不能通降食物，脾不能正常输布精气，则正气不足，邪盛正衰，病情就会缠绵日久而难愈。《五常政大论》云："地气者，人之脾胃也，脾主五脏之气，肾主五脏之精，皆上奉于天。二者俱主生化，以奉升浮，是知春生夏长，皆从胃中出也。故动止饮食，各得其所，必清必净，不令损胃之元气，下乘肾肝，及行秋冬殒杀之令，则亦合于天数耳。"由此可见，脾胃之气可对肾与膀胱的气化功能产生重大影响，肝气不足时亦会产生郁结或亏虚，气郁化火传于下焦，则邪火推动尿液不断排出。而药物的吸收及机体免疫力的提高均有赖于脾胃的功能，因而对于刘婆婆的情况，应当先将脾胃之气补起来，有了正气来源，才能对抗外邪。

接下来说说用药。《医学启源》说炒白术"除湿益燥，和中益气，温中，去脾胃中湿，除胃热，强脾胃，进饮食，止渴，安胎"。在加了炒制的蜜炙麸皮后，缓和了白术的燥性，使之更加温和，减少了对肠胃的刺激，麸皮本身也有健脾之效，增强了健脾和胃的功效。对于刘婆婆这种长时间食用寒凉药物入体致虚者十分适用，既可补虚，又不至于太过强势，引起与寒凉相互抗拒而产生的强烈不适感。

　　而炙甘草也是一味缓急和中的常用药，元代《汤液本草》记述"生用大泻热火，炙之则温能补上焦中焦下焦元气"，宋代《本草衍义》亦有"入药须微炙，不尔亦微凉，生则味不佳"的记载。可见如是用生甘草，可能泻热太过，而与想要的治疗效果背道而驰。而甘草蜜炙后在配合炒白术健脾的同时，还能补充三焦元气，为接下来的补肾治疗打下基础。

　　由于脾肾阳虚，体内水湿运化不利，下注膀胱而致多尿，故采取"通因通用"之法，在健脾胃的同时，辅以薏苡仁、茼实之类淡渗利湿之品。薏苡仁味甘，性微寒，不至于寒凉太过而损伤阳气，使用初期大小便可能会有所增加，但随着中土阳气渐复，水液的不断排出，大小便自然会慢慢减少，直到恢复正常。

　　为什么会用到乌药和香附呢？乌药善于疏通气机，温散寒邪，具有较好的行气、散寒、止痛功效，为治疗寒凝气滞、胸腹诸痛之要药。《本草纲目》说乌药"治中气，脚气，疝气，气厥头痛，肿胀喘息，止小便数及白浊"。乌药味辛，性温，归肺、脾、肾、膀胱经，可温通行气，下达肾与膀胱，温肾散寒，除膀胱冷气，用于治疗肾阳不足、膀胱虚冷而致的小便频数、遗尿。香附同样如此，李东垣说香附"治一切气，并霍乱吐泻腹痛，肾气，膀胱冷，消食下气"，刘婆婆这正是阴寒内郁于下焦所致，需开郁散寒之品以缓温其脾肾之阳，以利水气。

一说到老年尿频，自然而然就会想到是由肾虚引起，老年患者以肾虚为本，脏腑功能紊乱，气血失和，易感外邪，感邪后不易驱邪，导致尿路感染反复出现，同时合并其他易感因素，如慢性肾脏病、膀胱残余尿量多、排尿反射障碍等，病程中也常反复应用抗生素，抗生素为苦寒之品，因而在论治过程中，常给予温肾通阳之法，如金匮肾气丸、右归丸等，药物则多以附子、干姜、肉桂、淫羊藿、益智仁等扶正。然则《素问病机气宜保命集·妇人胎产论》有云："妇人童幼天癸未行之间，皆属少阴；天癸既行，皆从厥阴论之；天癸已绝，乃属太阴经也。"年老精气衰惫，肾精不足以支撑人体，不能像年轻时一般神行自如，应当开始健益脾胃。淋证病机以湿为主，而脾为太阴湿土，喜燥而恶湿，"中气不足，溲便为之便"，中焦脾胃气虚，则小便易出现异常，李东垣的《脾胃论》中有"清气不升，九窍为之不利"之说。脾主升清、主肌肉，脾阳虚时，清气不升，肌肉运行失常，就会使膀胱、尿道的肌肉功能下降，导致老年患者出现尿道综合征，但不一定存在真正的尿路感染，也就是说实验室检查中的尿常规白细胞可能是阴性的，中段尿培养也无细菌生长，但就是存在尿频、尿急、排尿困难或不适等一系列症状。如清代医家孔继菼在其《孔氏医案》中记载"以淋法治之则不可，请君勿拘常格……另辟新法，乃用理脾祛湿之药，加升、柴以提之。劳淋者，清浊不分，过劳乃发，症兼虚饱与便溏。……脾居中宫，职司升降。平时醉酒厚味，纵唤不节，脾之困已久矣。脾困而益之以饮咦，于是中气滞塞，清不能升，浊不能降，清浊二气，不能各归其部，反混入食物滓秽之内，由胃腑而转入肠中，膀胱之气化，尚能空洞无碍乎？宣举脾阳，返之中宫，开提清气，归之上部，则下焦不致奎遏，气化可以无阻，而亦不敢断其效之捷如斯也。归其政于脾，正以权在中枢。惮由脾而陷者，复由脾而举，化塞为通，全赖乎此"。淋证病因复杂、反复发作，对年轻的医生来说常常是难以把握的疾病，若临床疗效不佳，患者对我们的信任就会大打折扣。因此，临证时当辨清虚实，结合患者症状，抓住主要疾病机理，而不是盲目地一手抓，也不可想当然。

四、"机"不可失，人各有异

　　清代吴谦在《医宗金鉴》中提道"盖以人之形有厚薄，气有盛衰，脏有寒热，所受之邪，每从其人之脏气而化，故生病各异也"，临床疾病往往因人而异，故治疗也应因人而异。以男女分阴阳，七旬的刘婆婆属于阴，易得气病，治宜"调血以行其气"，且她的体型肥胖，"肥人气虚生痰，多下白带""肥人之身，以火为宝"，所以温通之法尤为适宜。

　　再看该名患者主要是想解决小便的问题。巢元方在《诸病源候论·膀胱病候》中指出"五谷五味之津液悉归于膀胱，气化分入血脉，以成骨髓也；而津液之余者，入胞则为小便"，膀胱的气化是将津液中有用的部分入血脉从而发挥濡养的作用，将余下的部分变成尿液排出体外，小便失常与膀胱气化失司密不可分，而膀胱的气化功能主要靠肾的固摄与气化作用，故治小便总不离肾与膀胱。

　　而在中西医交汇的时代，一些异常的指标、影像等的检验检查结果也开始成为中医辨证的依据，即从微观上进行中医辨证。微观辨证有利于对疾病精确地进行定位定性、早期诊断和治疗，但是微观的指标并不能全面而完整地揭示病机。像该名患者会出现尿路感染的异常指标，这些异常的指标可以在一定程度上反映病位之所在，但是仅凭此却不能确定是热淋、石淋、气淋、血淋、膏淋还是劳淋。辨证论治的过程中，要先懂得"求机"，找对了病因病机，治疗方向才不会偏离。除了可以从上述提到的年龄特点、体质偏向、自觉症状、微观指标来寻找病机，还可以从患者的生活习惯、情感经历、外界自然气候等多方面综合考虑病因病机。

第十六章

卧而不寐心脾虚，
一方济之神自安

2015年5月6日
立夏

一、夏日炎炎夜难眠，湿热扰心神不宁

　　立夏代表着春天的结束，夏天的开始，此时，"斗指东南，维为立夏，万物至此皆长大，故名立夏也"。而立夏过后，温度可能逐渐攀升，来到广州五年了，我已逐渐习惯广州的夏天，但是暑湿蒸腾之际依旧很难过。

　　上午出诊时我遇到不少失眠的患者，大部分都是中老年人。下午我来到老师的诊室跟诊，也遇到了不少失眠患者，记得之前读研的时候，老师常说转季时最常见的症状，除了呼吸道症状以外，就是睡眠问题，尤其是中老年人。

　　"张医生，下午好！看了这么多患者了，要不要休息一下啊？"坐在诊桌另一边的孙阿婆跟老师打了个招呼，我坐在老师后面赶紧打起精神。

　　孙阿婆是今天下午的第二十七位患者，七十岁，身材瘦小，眼袋大而黑，阿公搀着她慢慢挪步到诊室，坐在旁边的师妹立即走上前去帮忙。"我没事，您是睡不好觉吗？"老师注意到孙阿婆深深的黑眼圈，左手点了点脉枕，"手放上来。"

　　"是啊，睡不着觉，很累很困，但是躺下后却翻来覆去，怎么也睡不着，一直到凌晨五六点钟，才能迷迷糊糊地眯一会，还睡得很浅，爱做噩梦，稍微有点动静就醒了，有时候甚至整宿睡不着觉。"孙阿婆叹息着，"睡不好觉，又总是爱发脾气，幸好家里的孩子孝顺，带我看了好多医生，吃了好多药，但是改善仍然不明显。”

“眼眶黑，手心发热，脉虽细，但是稍急促。”老师同我们说道，“我已经差不多辨证好了，你们辨出来了吗？” 孙阿婆才刚讲了一个症状，我本来还想听老师继续讲下去，没想到老师已经辨证完了。我和师弟师妹们都摇摇头。

老师没有接着刚才的话题讲下去，而是看了看孙阿婆的舌头，舌尖稍红，少苔，于是继续问孙阿婆：“会不会头晕、耳鸣、腰和膝盖酸软无力、很容易疲劳、胃口也不好呢？”老师胸有成竹地问道。

“您讲得一点都没错，这几年我就没过过安生的日子，天天睡不好，真的好难受。”老师先我们一步，递了张纸巾给阿婆擦眼泪。“她这是以心肾不交为主，兼心脾两虚。”老师把他的辨证结果告诉我们，并给孙阿婆开了处方，“酸枣仁10克，浮小麦30克，炒黄连3克，制远志10克，制何首乌20克，煅龙骨20克，煅牡蛎20克，炒白术20克。”

孙阿婆的情况，让我想到了一个产后失眠的患者——卢姐，卢姐高龄剖宫产产下二胎后，在家人兴高采烈庆贺喜添小宝宝之际，卢姐却开始失眠，很难睡着，有时候好不容易睡着，却做些奇怪的梦，有时候梦见自己头发掉光，有时候梦见宝宝被人偷，有时候梦见家人去世等。生完宝宝后，卢姐的记忆力也是直线减退，下午的时候连宝宝上午拉了几次大便都记不起来；整天无精打采，就想躺着，宝宝哭闹稍微抱起来哄一下，就觉得心慌气短；肚子胀胀的，吃不下饭，饮食稍不注意，便拉肚子，还会背部怕冷，奶水更是少得可怜。卢姐比孙阿婆年轻许多，但是面色却差很多，黄黄的，一点光泽都没有，还很容易感冒，天气稍微变化，流清涕、打喷嚏就找上门来。舌质淡，舌苔白厚，脉细无力。

老师的辨证是单纯的心脾两虚，当时给卢姐开的处方是：炙甘草15克，砂仁15克（后下），陈皮10克，党参20克，黄芪20克，煅龙骨、煅牡蛎各20克，菟丝子15克，当归10克，生姜20克。卢姐服用了一周后，睡眠有所改善，回来复诊的时候喜笑颜开，和初诊时拉着老师的手哭哭啼啼地求救命形成了鲜明的对比。卢姐坚持门诊复诊两个月余，失眠彻底好了，其他症状也基本消失。到现在我都还记得，卢姐带着她胖乎乎的宝宝过来感谢老师的场景。

二、阳不入阴则失眠，平衡阴阳是关键

《灵枢·寒热病》曰："阳跷阴跷，阴阳相交，阳入阴，阴出阳，交于目锐眦，阳气盛则瞋目，阴气盛则瞑目。"阴主静，阳主动；阳气衰，阴气盛，则人睡觉；阳气盛，阴气衰，人便醒来，"阳入于阴则寐，阳出于阴则寤"，所以失眠的原因归根结底就是阳入不了阴，至于什么原因入不了阴，无外乎

阳气太旺盛，不愿意潜入于阴，或者阴液不足，没办法纳阳入里。治疗时，应以调整脏腑阴阳为原则，虚则补之，实则泻之。

《格致余论》曰："人之有生，心为火居上，肾为水居下，水能升而火有降，一升一降，无有穷已，故生意存焉。"心在上焦，属火；肾在下焦，属水。在正常情况下，心中之阳下降至肾，能温养肾阳；肾中之阴上升至心，则能涵养心阴。心火和肾水互相升降、协调、交通，保持动态平衡，则人才能安睡。

孙阿婆年过七旬，肾水不足，阴精不能上承，心火失去制约，而偏亢于上，心肾不交，心神不安，则睡不着；肾主骨生髓，肾水不足，则骨弱髓减，所以头晕、腰膝酸软；肾开窍于耳，肾虚则耳鸣；心火偏旺，心为肝之子，子病及母，肝也会受累，变得亢奋，肝火一旦亢盛，则肝不藏魂，就会易醒、睡眠浅、心烦易怒；心肾阴液亏虚，日久阴虚生内热，则手心发热，舌红，少苔，脉细数；心为脾之母，母病及子，脾胃受累，则纳差乏力。

卢姐高龄生育，《素问·上古天真论篇》载："女子六七，三阳脉衰于上，面皆焦，发始白。"女子到了四十二岁，五脏六腑的功能开始衰退，产后气血更是被消耗。《景岳全书·不寐》指出："无邪而不寐者，必营气之不足也。营主血，血虚则无以养心，血虚则神不守舍。"血虚养不了心神，神不安舍，则失眠、梦多、易醒。《景岳全书·乳少》载：

"妇人乳汁乃冲任气血所化，故下则为经，上则为乳。"气血不足，则乳汁不足、气短、乏力，养不了脾胃则纳差、便溏，养不了心神则心慌，卫外失司，则怕冷、平素易感。《灵枢·五味》曰："故谷不入，半日则气衰，一日则气少矣。"胃纳减少，运化失调，更加重气血耗损，气血难以上荣于面，则面色萎黄，脉道不充，则脉细无力。

老师常说治疗失眠患者时一定要关注他们的情志。《素问·天元纪大论篇》曰："人有五脏化五气，以生喜怒悲忧恐。"情志活动和脏腑气血密切相关，五志对五脏，五脏藏精化气生神，神动于内，情现于外。孙阿婆爱发脾气、做噩梦，是因为她的心肝火旺、肾精不足，肝在志为怒，怒动于心则肝应，心肝之火让人易怒，肾在志为恐，肾精不藏神，则噩梦连连；卢姐哭哭啼啼，忧思焦虑，是因为她的心脾不足，心在志为喜。《素问·调经论篇》曰："神有余则笑不休，神不足则悲。"脾在志为思，"思出于心，而脾应之"。在诊病时，常可通过细致观察患者的姿态、表情、情绪、讲话语气等判断患者的情绪特点，从而预判他们的脏腑功能；治疗时，不同的情绪也会有不同的疗效，比如女性患者可以通过发脾气、哭泣、找人诉说的方式发泄，这类患者的治疗效果往往会更好，若是一味隐忍，不懂得疏泄情绪，则疗效会比较差。

老师在治疗卢姐失眠的时候，尤其强调温阳序贯法的应用。先温中阳，使阳气有地方可去，避免使用桂枝、附子等温阳之品，因为会过奶给小宝宝。

此外，失眠的患者，服药时间的选择也是很重要的。老师的门诊患者多，任务重，他讲的每一句话，都有道理。对于失眠的患者，他总是会嘱咐，要在午饭和晚饭后喝药，这是为了符合人们的睡眠习惯，因为进食后需要动用气血进行运化，人会感觉疲倦想睡觉，加上药物的安神之效，可以事半功倍。

三、剖析失眠背后线索，平衡五脏阴阳调和

老师在临床上遇到的失眠患者大多以虚为主，有心脾两虚、心肾不交等。心脾两虚者，脾气不足则水谷精微运化无源，终致心失所养而不寐，或者思虑太过，损伤心脾，心血暗耗，神不守舍而致不寐。心肾不交则肾水亏虚，不能上济于心，心火炽盛，则不能下交于肾，水火不济，心肾不交而心神不宁，从而导致不寐。我曾治疗过一个心脾两虚的失眠案例，套用老师的处方疗效不是非常好，后来在老师的启发下我才明白："知标本者，万举万当；不知标本者，是谓妄行。"法随证立，方随法出，要透过现象看本质，抓住疾病的核心病机，所谓同病异治，不同的患者患了同一类病，也应当辨证论治，不可"按图索骥"，即使是同一个人，其证型亦当变化而非一成不变，随之理、法、方、药也发生相应的变化，当病机发生

变化时，应及时对治法做出调整，进行有序连贯的治疗。长期失眠的患者多寒、热、虚、实错杂，但其中必有真假、主次和标本缓急之分。如何辨识繁杂症状中的真、假和主、次，进而归纳出主要病机和次要病机，需要长期的临床实践才能掌握。若医者不察证候变化，不能随症辨证，不能及时随证变方而一方守成，则无法体现中医个体化、动态辨证论治的精髓。

老师治疗不寐多从五脏来论治，并喜欢运用岭南道地药材，如酸枣仁、制远志、炒黄连、夜交藤等。酸枣仁味甘，性平，入心、肝经，能养心阴，益肝血而宁心神。制远志，味苦，性温，是通心肾之妙药，能开心窍而益智，安肾而止梦遗。炒黄连，味苦，性寒，入心经，可泻君火，能清心泻火除烦，以制心火之亢，使心火得以下行，以温肾水。夜交藤，味甘，性平，入心、肝二经血分，功擅引阳入阴，滋心阴，养心神，养肝血。此外，老师常以龙骨、牡蛎辅助潜阳安神。龙骨味甘、涩，性微寒，主入心、肝二经，可镇摄浮阳，重镇安神，敛肺肾，固精敛汗，收敛固脱。牡蛎味咸，性微寒，主入肝、肾二经，有敛阴潜阳，固精涩精，固涩止汗，软坚化痰的作用。《本草求真》曰："龙骨功与牡蛎相同，但牡蛎咸涩入肾，有软坚化痰清热之功，此属甘涩入肝，有收敛止脱镇惊安魄之妙。"故两药相配为伍，相须为用，镇潜固涩，养阴摄阳，阴精得敛，阳气得潜，既能增强安神固涩之功，又能增强潜阳固精之效，从而使虚火不冲，虚阳不上扰，阴阳调和，阴平而阳秘。春季龙骨、牡蛎应减量，因怕滞胃。

老师常用对药来治疗不寐，如茯神与龙眼肉，茯神之长为安魂定魄，宁心安神；龙眼肉入心、脾二经，味甘，性平，能养血，助茯神补养心脾之功。归脾汤中即有龙眼肉与茯神二药配伍，治心脾两虚不寐。酸枣仁与浮小麦，酸枣仁，味甘、酸，性平，以养肝宁心，生津敛汗为所长；浮小麦味涩、甘，性凉，入心经，能益心气，敛虚汗，二者相用，既宁心安神，又生津敛汗，相得益彰，内收外敛，酸收共济，用于治疗心阴不足，神魂不宁，惊悸失眠，烦躁多汗。珍珠母和麦芽，珍珠母味甘、咸，性寒，其质重，入心、肝经，既能平肝潜阳，又能镇心安神，麦芽味甘，性平，能健脾和中，补中有行，所谓"胃不和则卧不安"，珍珠母配伍麦芽，能制约心肝之火，和胃运脾，调护中焦，补虚助眠。

历代医家创制了治疗不寐各种证型的经典方剂，老师常根据患者的情况加以应用，如桂枝甘草龙骨牡蛎汤，出自《伤寒论·辨太阳病脉证并治中第六》："火逆下之，因烧针烦躁者，桂枝甘草龙骨牡蛎汤主之。"该方以桂枝辛甘而温，既能温振心阳，为温心通阳之要药，又能温通血脉以畅血行，为君药。臣以炙甘草，一则补心气，合桂枝辛甘化阳，温补并行，是温补心阳的基本结构；二则健脾气，资中焦，使气血生化有源。龙骨、牡蛎重镇潜敛，安神定悸，令神志安静而烦躁庶几可解，为佐药。四药合力，使阳气得复，心神得安，血行得畅，则诸症悉除。

还有温胆汤，《古今医案按》中记载过一个例子："汪石山治一女，年十五，病心悸，常若有人捕之，欲避而无所，其母抱之于怀，数婢护之于外，犹恐恐然不能安寐。医者以为病心，用安神丸、镇心丸、四物汤，不效。汪诊之，脉皆细弱而缓，曰：此胆病也，用温胆汤，服之而安。"温胆汤中半夏长于燥湿化痰，降逆和胃，为君药；竹茹清胆和胃，除烦止呕，为臣药；治痰当理气，气顺则痰消，故用枳实、陈皮理气化痰，为佐药；生姜可助君药、臣药祛痰止呕，甘草健脾和中，共为使药。从配伍角度看，半夏与竹茹相合，一温一凉，相辅相成，对于痰热互结中焦之病证，既清又温，可得中和之妙。枳实与陈皮，均为理气药，可降胃气、降痰气、降浊气，使盘踞于中焦之湿痰沃物散而解之。生姜与甘草，为调和中焦湿气药，一散一守，散者散痰气也，守者守中气也，可使胃气得和，痰气渐消，所以温胆汤最早是用来治疗痰火扰心之不寐。

　　老师在临床上常遇到一些睡不安稳，生长发育迟缓甚至发育不良、消瘦、疳积的患儿。疳积的发生主要与脾胃有关，脾胃居于中焦，上可提清阳以滋心肺，下可降浊阴以润肝肾。"脾胃和"，水谷精微充足，营卫化生有源，人体气机升降有节。反之，"脾胃不和"，阴阳失调，"胃不和则卧不安"，此处的"胃不和"即脾胃功能运行失常。所以"脾胃差"的患儿也常常睡不安，临床中各种病因病机所致不寐诸证，老师都会调理中焦脾胃以辅助治疗不寐。虚者多因脾胃虚弱，运化无权而致气血不足，心神失养；实者多因素食停滞，气机失调，升降失常，营卫失于调和而发为不寐。

在治疗不寐的同时，针对发育不良，消瘦，纳差，老师常用经典方：炒麦芽、炒白术、茯苓、炒神曲、枳实、桑椹、太子参、白芍、浮小麦；小儿疳积则用焦三仙（焦麦芽、焦神曲、焦山楂）、白术、独脚柑、白芍为核心药组。若有表虚汗出不固，则加浮小麦解表敛汗；若肝阳上亢，则加龙骨、牡蛎以镇潜固涩，养阴摄阳，补肝补肾。服药后的药渣煎煮约三十分钟后用来泡脚，还可以助眠。

四、身心同治，心宁神安方得美梦

老师在治疗疾病时非常重视"平调五脏"，那么如何理解"平调五脏"呢？结合我多年的跟诊经验，"平调五脏"并非单纯的治则，应该是研究和阐述人体因脏腑阴阳气血的失衡（失和）导致一系列的病理变化、发病特点、脏腑之间相互影响改变、演变规律或导致相关病理产物的生成与病理产物在脏腑之间传变、诊断及治疗方法的学术理论。尤其是治疗失眠，平调五脏理论体现在疾病的整个治疗阶段，老师遇到失眠患者，并不会给予大量重镇潜阳安神类的药物，而是更在乎治疗失眠的患者，并且不仅仅是失眠这一种问题。有些人的失眠解决了，脾胃问题便能解决，而有些人的失眠降降火便能解决。

失眠一证要身心同治，保持心理平衡，五脏淳厚，气血匀和，阴平阳秘，才能健康长寿。庄子言"平易恬淡，则忧患不能入，邪气不能袭"；管子言"人能正静，皮肤裕宽，耳目聪明，筋信而骨强"；唐代医家孙思邈认为"德行不克，纵服玉液金丹，未能延寿""道德日全，不祈善而有福，不求寿而自延，此养生之大旨也"，均要求做到平静心神，清心寡欲，若杂念重生，心神动荡，就会消耗大量能量，气血动荡不安，心神外驰；而静心就是让气血按正常的规律而运行。

夏天属火，火气通于心，因此心火容易借势亢奋起来，出现烦躁不安、失眠、口腔溃疡等上火症状。而汗为心之液，外界环境温度升高，汗液容易蒸腾而出，影响心的阴阳平衡，体质健康者即使出汗也没事，但如果本来就心阴不足，出汗就会直接触发阳亢之症，出现手心脚心发热的症状。夏天的炎热让人心烦气躁，情绪容易失控，阴虚不足者，更容易失去往日的平和，压力过大，焦虑紧张，心火亢盛。立夏时节应当早睡，避免熬夜，每天坚持睡午觉，放松静养、排除杂念后，心静则可以安然入睡。晚上睡觉前，也可用安神的药物翻煎进行沐足，或者使用宁心安神的药包辅助睡眠。

第十七章

湿疹为病变证多，
标本兼调解烦恼

2020年5月20日
小满

一、小满到，皮肤闹，警惕湿疹侵扰

北方天气渐热，南方雨水频降，田地里丰收在望，枝头上杏肥梅黄。夏季的第二个节气——小满，如期而至。"麦穗初齐，江河易满"，小满处在春夏相交之际，既有春季万物生发的特点，又有夏季多雨的特点，随着降水量上升，天气闷热潮湿，《金匮要略》言："邪气中经，则身痒而瘾疹。"小满时节是皮肤病的高发时期，人体易中湿邪，而脾喜燥恶湿，脾虚湿蕴，郁于肌肤，发为湿疹。

老师每次在门诊诊治疾病都如同带兵打仗，战法、用兵灵活多变，我们即使作为后勤小兵，也总会觉得筋疲力尽，因为虽然是呼吸科门诊，但各种疑难杂症的患者却络绎不绝，即使费尽九牛二虎之力，也不一定能够跟上老师快速转变的思维。

今天，门诊一位七岁且不爱讲话的帅气小男孩让我印象深刻。老师诊病一向喜欢患者自己讲述症状，这样才能更真实，但这位小男孩从进入诊室开始就一直沉默寡言，低头缩手，挠抓腿部，显得有些烦躁。

患儿的妈妈先打破沉寂："我家孩子晓晓今年刚上小学，腿上长湿疹反反复复有一年多了。他平时不是在学校读书，就是在家里待着，周末也是去上书法班，很爱干净，不乱碰脏东西的，但是怎么老是长湿疹呢？"在晓晓妈妈的催促下，晓晓极不情愿地卷起裤腿，露出小腿上一大片触目惊心的皮疹。

"皮肤病一定要仔细观察患者的皮肤情况，通过望诊就可以获得很多信息。"老师跟我们讲道，并让我们仔细观察晓晓的皮疹。只见晓晓像牛皮一样粗糙的皮肤上，有许多新长出的疹子，疹子色红，连接成片，突出皮肤，很多地方可以看到被抓挠后的破溃，流出渗液，表面结出淡黄色的痂皮。

皮肤情况看完了，老师已经差不多胸有成竹，剩下的就是验证他自己的猜测，问诊的时候也就开始有的放矢："是不是平时家里的老人喜欢煲凉茶、苦瓜汤之类的饮品？"

"是啊是啊，张教授，我们都以为是湿气重，所以吃青菜水果多一些，再加上皮肤这样子，又不敢吃鸡肉、牛肉，基本以瘦肉为主。"晓晓妈妈很是惊讶，"刚开始喝凉茶会有点效果，但是后面就没什么作用了。"

引起晓晓湿疹的原因已经暴露出来——饮食结构偏于生冷寒凉和辛辣油腻，但是肯定不仅仅止于此。晓晓缺少了青少年期的生机蓬勃，面色晦暗，精神萎靡。老师在晓晓妈妈拿出的一堆病历中，找到了既往看病的病历资料，石膏、知母、寒水石、白花蛇舌草、紫花地丁等，都是一派大苦大寒之品。

老师又问："还有什么症状？"

"哎，感觉他的脾胃很不好，容易胃胀，胃口不香，还容易拉肚子。口干口苦，脾气又比较暴躁，像爆竹一样，一点就着。"

听完这些，老师示意晓晓伸出舌头，是水滑胖大舌，舌边尖有红点，舌苔薄白微腻。再把一把脉，脉弦细，右关沉取无力。舌脉相参，老师的心中便有了定数："好，放心，让我来。"

二、把握细微差别，方能精准施治

　　老师既往的门诊中有很多反复湿疹迁延不愈的儿童患者，经过多年的跟诊学习，我也渐渐揣摩出老师开方的思路。明代医家万全在《育婴家秘》中曾指出："儿之初生，脾薄而弱，乳食易伤，故曰脾常不足也。"小儿年幼，先天脾胃虚弱，而当今社会对孩子过度娇宠，饮食不当，常常导致后天失于调养，脾虚后湿热或湿毒内蕴，外越皮肤而发。如果迁延日久治疗不当，最后也可转变出虚、寒，甚至脾阳不足，也可以兼有一定的湿热，这是一个演变的过程。

　　"晓晓的治疗关键在于把握好健脾化湿和清热疏肝的力度。太过寒凉，就步了前面医生们的后尘，太过温燥，又会助热生风，加重病情。"老师边讲解边开出了处方。方中以徐长卿、地肤子、苦参共为君药，起到清热燥湿，祛风止痒之功；炒麦芽、白术为臣药，固护中焦脾胃；佐以生地黄养阴生津，防止燥湿太过；再以紫草、薏苡仁为使药，紫草滋阴凉血，薏苡仁利水渗湿，治风先治血，血行风自灭，使热势从水从血而去。

　　门诊结束后，近日起了湿疹的敏敏师妹扭扭捏捏地找老师讨要处方。师妹同老师和诸位同门介绍自己的病情："左侧前臂处皮疹瘙痒两周，加重两日，皮疹色红，高于皮肤表面，瘙痒难耐。"敏敏师妹的皮疹并没有明显的渗液，反而有点干干的，有点脱皮。

　　"患者讲完了，你们要开始问诊了，要是你，你会问什么？"老师看着我问道。师妹虽然也是湿疹，但是和晓晓的差别还是很明显的。比如病程、严重程度、郁热等方面都有所不同，敏敏师妹病程短、病情轻、郁热不重，没有经过过多的药物干预，我们应该从望、闻、问、切四诊细致深入地分析。"黑眼圈很明显，要不就是睡眠不足，要不就是睡不好？容易疲劳？口干？大便偏干？"我问道。敏敏师妹解答了我的问题，她最近在急诊值班，睡得比较少，下了夜班补觉的时候，却很难睡着，白天总觉得无精打采，嘴巴干干的，大便比较难解。脉象显示寸脉浮、微数、尺脉偏细。"晓晓的热，在情绪，在饮食。敏敏的热，在睡眠，为熬夜伤津所化。"我说道。老师表示赞同，"但是还有很重要的一点被忽略了。"我想不到是什么。

　　老师耐心给我们分析起来，中医强调整体思维，人体自身是一个有机的整体，这点大家都清晰，但人同时生活在天地间，治疗疾病时，不能仅仅局限于去看这个人本身的疾病，更应从大处着眼，注意到"天""地"，这点常常会很容易被忽视。当下正是小满，民谚有"小满小满，江河渐满"的说法，小满时节暑湿为患，降雨多、雨量大，"脾为太阴湿土""喜燥恶湿"，这个节气下，人体脾运化食物、水湿的能力自然减弱，治疗皮肤病的时候，尤其要注意脾胃功能及人体内水湿情况。晓晓的脾胃和水湿情况大家已经了然于胸，但是敏敏师妹的呢？在老师的指引下，我们注意到敏敏舌头中根部的舌苔稍厚，大便难解的同时会有些黏腻。

老师给敏敏师妹开了处方："太子参15克，茯神15克，乌梅20克，防风15克，徐长卿15克，山药20克，麦芽20克，生地黄15克，藿香15克。"全方以养阴生津安神、祛风化湿止痒为主。方中虽未使用清热之品，但是安好神，养好阴，火热自然也就消退了，这种方法对付敏敏师妹这种病情轻浅的皮肤病最为合适。一味藿香，芳香醒脾化湿，既除了暑湿，亦无伤津耗气之虑，最合时宜。敏敏师妹只吃了三剂，湿疹便得到了明显改善。

在晓晓和敏敏师妹的治疗中不难发现，老师都是标本同治的。《伤寒六书》云："病之有标本，犹草之有根苗。拔茅须连其茹，治病必求其本。标本不明，处方何据？"皮肤病的病程大多比较长，病势缠绵，标本虚实错杂，在辨证治疗中，标象常常显而易见，但我们更应由病证索源，审证务求其本，不要忘记对疾病之本的治疗，方可四两拨千斤。

三、病机繁杂抓主次，内虚外实细分辨

　　《医宗金鉴·外科心法要诀》记载浸淫疮"此证初生如疥，瘙痒无时，蔓延不止，抓津黄水，浸淫成片，由心火、脾湿受风而成"；记载血风疮"此证由肝、脾二经湿热，外受风邪，袭于皮肤，郁于肺经，致遍身生疮，形如粟米，瘙痒无度，抓破时，津脂水浸淫成片，令人烦躁、口渴、瘙痒，日轻夜甚"。明朝戴思恭在《证治要诀》一书中强调："皆因血热肌虚风邪所搏而发。"

　　我们常说，肺主皮毛，在跟随老师临证的过程中不难发现，很多患者的呼吸系统问题与皮肤病同时出现，呼吸系统疾病患者往往伴随皮肤干燥、瘙痒等症状。

　　就像现如今大家考虑该疾病与先天禀赋有关，所以在治疗中往往要去看患者是否有肺脾两虚，久病及肾的情况出现，必要时需要补益正气以助药力，同时邪气侵扰，不离风、寒、湿、热，有些还有燥邪兼夹，但应该注意的是，要辨清这些病因来源于何处，是内因还是外因，或是不内外因；如风可来源于肝风内动，也可来源于风邪侵扰，热可来源于风热之邪，也可来源于气滞化火、痰热侵扰、湿郁化热等，湿可有脾虚不能运化水湿导致水湿内停，流于四肢，也可由外湿引动内湿等，其舌、脉、症上亦有不同的差别。像小满时节就以雨水为主要

气候特征，故而环境往往比较潮湿，既可以是湿邪直接侵扰肌肤，又可以是外湿引动内湿，发而为病。

临床上还可以见到一些皮肤疾病和呼吸道疾病常年在这一类小朋友身上反复发作的案例。这是因为肺在体合皮，其华在毛。肺宣发精气，濡养皮毛，故《素问·经脉别论篇》曰："食气入胃，浊气归心，淫精于脉。脉气流经，经气归于肺，肺朝百脉，输精于皮毛。毛脉合精，行气于府。""输精于皮毛"是皮毛发挥正常生理功能的重要保障。肺虚则皮毛失于濡润，卫外失职，易感风湿热邪，浸淫肌肤则发为皮肤病。

在用药心得上，湿疹患者往往在急性发作期和迁延不愈期以瘙痒、渗液为主诉前来就诊，故而用药不离清热利湿、祛风止痒的药物，老师的常用药物为徐长卿、地肤子、白鲜皮、蛇床子、苦参、桑白皮，前面五味药均有祛风化湿止痒之功，为对症处理的常用药物，但徐长卿、地肤子、蛇床子三味药性温，白鲜皮、苦参性凉，在辨热之程度的基础上应该有所侧重，但无阳不达四末，选药不能一味地选用清热之品，故应佐以徐长卿、地肤子、蛇床子之类的药物。而湿不离水液代谢，肺为水之上源，治湿理应开宣肺气，桑白皮有泻肺平喘，利水消肿之功，又因其性寒，亦可清宣肺热，对于热郁肌表这一病机尤为适宜。

同时老师还会给患者开外洗方，使中药汤剂刺激局部毛窍、腠理、皮肤、经络，以达清热解毒、消风透疹之效。中药外洗能使药力速达病所，加强疗效。因其操作便捷，临床上常采用此法治疗小儿湿疹，或者内服结合外洗以提高疗效。我常看到老师开地肤子30克，连翘20克，薄荷10克的外洗方，地肤子既能清热除湿，又能祛风止痒，再配合连翘、薄荷疏风清热，升浮宣散，托毒于外。

还记得5年前，我儿子出生不到一周，身上起红疹，我便自己拟了一个外洗方：野菊花20克，金银花20克，苦参20克，白鲜皮20克。后来在比较时发现我只是盯准了湿热这一病机，对于湿热较甚的患者较为适宜，而忽视了阳气的重要性，以白鲜皮为例，其性寒凉，气血遇寒则凝，阻碍气机，达不到疗效。而老师的外洗方中还选用了一味薄荷，清宣肺气，使气机得通，老师的处方药味少而精，抓住了主症及病机，而不只是药味和功效的堆砌。

老师临证时也有一些常用药对，如紫草和赤芍伍用，紫草甘寒清解，咸入血分，既善清热凉血活血、解毒透疹，使热毒从内而解，又兼利尿滑肠，导热毒从二便出；赤芍苦能泄散，微寒能清，专入肝经，为清泄行散之品。二者合用，共奏清热凉血、解毒透疹之功。生地黄和白芍伍用，生地黄清热凉血，养阴生津；白芍甘补酸敛，苦泄微寒，养阴柔肝，配生地黄清营凉血止血，常用来治疗血虚风燥证。乌梅与紫苏叶伍用，乌梅酸能收涩，滋阴生津解毒，临证上可收恶肉，正所谓"欲散先收"；紫苏叶祛风解毒，可止痛止痒，二者合用，一收一散，可治疗渗液、瘙痒、皮损肥厚的顽固性湿疹。

四、小儿皮肤疾患，因同而病异，异病同治获良效

　　小儿脏腑娇嫩，肺脾不足，由于家长对小儿溺爱，过食膏粱厚味及辛辣冷饮，损伤小儿脆弱的脾胃则变生百病。若临床以异病同治的思想为指导，将理论与临床实践相结合，则可准确辨证，活用理法方药。

　　小儿皮肤疾患多因先天禀赋不足，风、湿、热、毒之邪客于肌肤所致。风性"善行而数变""风盛则痒"的特点与"风团性损害""瘙痒"的临床表现是一致的；"湿性黏滞""湿盛则肿"的特点是临床上众多小儿皮肤疾患的共同点。因此"风"和"湿"是发病的主要病理因素，肺、脾则是主要病位。

　　所以老师治疗小儿湿疹、荨麻疹、慢性皮炎等皮肤病的组方特点有三：一是宣展肺气，发散外邪以祛风透疹；二是益气健脾化湿以固护中焦脾胃；三是对症治疗，清热解毒、活血、止痒。老师常用消风散来治疗风疹、湿疹，方中荆芥、防风、蝉蜕、牛蒡子辛散以达邪，疏风以止痒，为君药。风湿相搏而致水液流溢，苍术祛风除湿，苦参清热燥湿，木通渗利湿热，俱为臣药。风邪易于化热，故用石膏、知母清热泻火；风热或风湿浸淫血脉则伤阴血，苦寒渗利之品亦可伤及阴血，故用当

归、生地黄、胡麻仁以养血活血，滋阴润燥，既补已伤之阴血，且达"治风先治血，血行风自灭"之意，又制约诸药之温燥，皆为佐药。生甘草清热解毒，调和诸药，为使药。合而用之，共奏疏风养血、清热除湿之功。故虽为异病，但病机大多相同。审症求因，异病同治，随症加味，从而获得良效。

　　《黄帝内经》云："少阴有余，病皮痹瘾疹。"《金匮要略》中有"邪气中经，则身痒而瘾疹"之说。肺主气，外合皮毛，为水之上源，脾主肌肉，主运化水湿。小儿具有"肺脏娇嫩"、"脾常不足"、肌肤脆弱、腠理疏松的生理特点，肺气壅闭，气机不利，气滞湿阻，湿气留恋皮肤则发为皮病；或饮食不当，脾运失健，湿热内蕴，而肺失开阖，皮毛失宣，复感风邪，风湿热郁于皮毛肌腠之间，阻于经络，内不得疏泄，外不得透达，营卫失和，气机失调，发为皮肤疾患。

第十八章

治汗证不拘陈规，
固表温阳显神威

2020年7月6日
小暑

一、汗出潾潾心烦忧，遍寻医生解忧愁

时至小暑，伏天已至。俗谚云："小暑大暑，上蒸下煮。"伏天炎热，酷暑蒸腾，并不是一个舒适的时节，再加上岭南地区素来潮湿闷热，湿热交蒸；近日也频频下雨，容易让人烦躁不安，现在因为有空调，所以还能凑合着过，而古代在没有空调的情况下，人们自然觉得夏时长，所以小暑大暑的末月才有"长夏"之称。

我的白大褂有些不透气，几个小时坐下来，感觉身上黏糊糊的。但是当陈老师进来的时候，随诊的学生、等待处方的患者，都在好奇地打量他。他领口前后各搭一条毛巾，脖子上面还围着一条运动毛巾，不时地被用来擦去头上的汗珠。这么热的天气，还围这么多毛巾，难道不是热上加热吗？今年开春之后就遇到不少出汗多的患者，白天动辄出汗多为气虚，现代人尤其是青中年，工作压力大，精神长期紧张，缺乏锻炼，起居饮食不规律，所以偏向气虚体质。气虚就容易肺气不足，卫阳不固，汗孔开阖失职，统摄无权就出现汗多。这类虚证的治疗一般都是以益气固表为主，再根据四诊所得的辨证不同，治疗有所侧重。

"整天都要围着毛巾吗？"老师询问他。

"德叔，别提了，我现在出门都得带着好多条毛巾在身

上，不然给你们看到的就是'湿身诱惑'了！不仅白天这样，晚上一觉醒来，床单上都能看到我的印迹。每天就是在重复出汗—口渴—喝水—再出汗的无限循环中，再这样下去，我都要抑郁了，根本不能正常生活了！"

"现在症状这么严重，之前有没有去看过医生呢？"

"看过，怎么没看过，开始觉得自己是湿热，买五花茶来喝感觉是好了一些，但是喝了一段时间就没有效果了。后来我去看西医，医生建议我做神经切断术，那还得了！刚好前几天碰到我的一个学生，让我来找您看看，这不，今天就来了！"

"平时怕冷吗？"

"怕冷，我的手脚都是冰冰的，尤其是冬天。"

"睡眠怎么样？"

"感觉还可以，但是经常要起来上厕所，一晚上起床两三趟，每次都要尿很久。对了，德叔，我总是拉肚子，大便又稀又烂。"

"那晚上也出汗多吗？"

"主要是白天吧，我一走路就会狂飙汗。我原来一顿可以吃两碗饭，但是不知道怎么的，现在没有一点胃口，每顿就吃点只有蔬菜的减脂餐，吃完还觉得肚子不舒服，胀胀的，要揉好一会儿才觉得肚子舒服些呢！"

"好，我知道了，把手给我，舌头也伸出来。"

我望了一下陈老师的舌头，舌质淡，舌体胖，水滑舌，舌苔薄白腻，舌中间可见隐隐下细裂纹，我问老师："老师，他的脉象怎么样呀？"

"脉沉而弱。陈老师啊！看来您要来我这里定期报到一段时间了。我们团队一起努力，相互配合，慢慢解决您的问题。一步一步来，要跟打仗一样，分层击破，有效后乘胜追击。另外不要再吃你的减脂餐啦！正常饮食，有时间多去吃点牛肉。"

"德叔，你放心，我一定配合，不打胜仗，绝不收兵！我几乎跑遍了广州的各大医院，都没得好法子。希望我是'踏破铁鞋无觅处，得来全不费工夫'啊！"

老师这个时候转向我说："固表止汗，培补脾肾，加用养气阴的药物，我们一步步来，打个漂亮仗！后续有什么变化，你来跟进！"我记下老师的处方后，在笔记本上默默写了一句话——"声音洪亮，肺气虚否？"看来，得请教老师这个问题了。

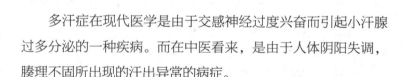

二、虚实夹杂难分辨，抓住根源是关键

　　多汗症在现代医学是由于交感神经过度兴奋而引起小汗腺过多分泌的一种疾病。而在中医看来，是由于人体阴阳失调，腠理不固所出现的汗出异常的病症。

　　老师为我们解析道："中医讲四诊，即'望、闻、问、切'，从陈老师走进我们诊室的时候开始，我们获取信息的过程就已经开始了。今天天气这么炎热，虽然坐在诊室里有空调，但是我还是觉得闷热，那大家普遍都应该如此，这时候大家一般都选择穿得越薄越少越透气越好，而陈老师却围了很多毛巾，必定是反常的。大家平时运动完出汗都是一身的汗臭味，而陈老师坐在我们面前虽然大汗淋漓，但是大家也并没有觉得汗味很重，所以从湿热和卫表不固这一实一虚的两个病机中，我们一般要考虑后者。陈老师的舌体淡胖水滑，舌苔薄白腻，舌中间可见隐隐下细裂纹，也指向了虚证，而且已经出现裂纹，必定已伤及阴分。再看脉象沉弱，与湿热引起的滑数脉象显然不符合，也就更印证了我们对于虚证病机的判断。"

确实，陈老师居住在广东，岭南人一辈子都在和湿气打交道，湿邪可以从体表、肌肤而入，导致营卫不和，腠理稀疏，还可以妨碍脾胃的正常运化，不能升清降浊，而使水液输布失常导致汗出过多。所以一出现问题，大家往往考虑与湿热相关，故而凉茶铺里的茅根竹蔗水、五花茶、二十四味凉茶备受人们的喜爱。陈老师起初应该是有湿热在表的证候，故而开始时服用凉茶就收到了较好的效果。那这些治疗是否有效呢？其实从症状来看的确有好转，但其并未解决问题反而使其愈发严重，说明根本病机不在于此，这也就考究我们辨证的能力了。

老师认为患者久居岭南湿地，湿为阴邪，重浊黏滞，阻碍气机运行，所以素体脾虚夹湿，人体的卫气本源于先天，即肾中阳气的一部分，亦称卫阳，有调节体温和控制毛孔开闭的功能，与肺、脾、肾息息相关。脾的运化、升清功能失职会导致气机不畅，气不布津，汗出异常。而陈老师误以为是湿热，自行服用凉茶一段时间，凉茶往往为苦寒之品，久服必损伤脾阳，脾病及肾，再加上阳气随大量汗液外泄，也就演变成了气虚兼阳虚。阳虚不能温养全身，故而畏寒症状明显。患者就诊时正值小暑季节，但仍穿着厚重，考虑阳虚较重。肾有气化蒸腾的作用，肾气不固，则水液代谢缓慢失司，容易出现小便次数少而清长，水液积聚于脏腑经络而出现汗病、水肿等情况。这与患者胃口变差、起夜、清长便这些症状也相符，所以其病机在脾肾而非肺。

　　当然，常见的汗症不外乎一虚一实，卫表不固往往为肺气虚，常选用玉屏风散加减；湿热郁表，或因湿热蕴蒸，或因里热炽盛，或因阴虚火旺，迫使津液外泄，方选清热滋阴之属，如竹叶石膏汤、当归六黄汤等方剂。竹叶石膏汤是经典的温热病后期清热养阴的调理方。而当归六黄汤是金元四大家之一李东垣创制的一首名方，在其所著的《兰室秘藏》一书中，称它为"治盗汗之圣药"。此方仅有七味药材，配伍却极其精妙，其中有黄芪、当归搭配，生地黄、熟地黄联合运用，黄连、黄柏、黄芩三黄组合，既实现了养血育阴与泻火清热齐头并进，又能益气固表，可谓标本兼顾。此外，除了自汗、盗汗这两个常见的症状以外，中医亦有黄汗、绝汗、脱汗等症，我们也应有所鉴别。而针对陈老师的这种情况，起初应该是虚实夹杂，以实证为主，但因治疗及生活方式不恰当，逐渐使得虚证更虚，故而病情反复，难以痊愈。况且陈老师正值壮年，我们不应该拘泥于肺主皮毛这一基础，更应该抽丝剥茧整体判断，找出其病因所在，这也给了我们一个提醒，那就是临床切忌先入为主。

三、对中隐错寻根本，抓住主因疗效彰

汗证的案例并不少见，近几年我跟老师出门诊遇到的一些汗证案例，按照人群分类可分为小儿汗证、产后汗证、更年期妇女汗证等。小儿汗证是由于小儿脏腑娇嫩，先天肺气虚弱，腠理不密，体质易感，加上后天饮食不知自节，喜食肥甘厚腻，脾失运化，肺脾功能失调，津液输布异常，则汗出。结合小儿的生理特点及现代的生活方式，又常在虚证的基础上出现痰湿、痰热、食积等虚实夹杂之证。产后汗证分为产后自汗和产后盗汗两种。产妇产后白昼出汗过多，持续不止者，称为产后自汗；若寐中出汗，甚者湿透衣物，醒来即止者，称为产后盗汗。妇人妊娠期间，阴血下注冲任胞宫以濡养胎儿，可致母体阴血偏虚。产后妇人生产时大量出汗、失血及产伤使得产妇耗气失血，元气亏虚，阴血骤降，加之气随血脱使气血倍损。气虚则腠理不固，阳不摄阴，阴液外泄。血虚则虚热内生，迫津外泄。所以出现产后汗证。而更年期女性出现汗证是由于在这一阶段的女性的生理特点为肾精渐亏，阴阳失衡。肾精亏

少，致使肾之阴阳无所化，使肾之阴阳某一方过于亢奋或虚弱，故见汗出失调，再加上思虑太过，伤之心脾，心脾气血亏虚，气虚不固，血不养心，则汗液外泄太过。"女子以肝为先天"，且肝主疏泄，调畅情志。若情志异常，肝失疏泄，迫津外泄，故见病理性汗出。

2017年我开始学颊针，学完不久后我在门诊中遇到一个局部手汗出的患者。当时患者除了手汗出以外，经常觉得胃脘部不适、口气重，稍微吃点东西便会觉得胃脘部胀满，还伴有嗳气，脸色也比较差。这位患者二十岁，小时候脑瘫，通过后续的康复治疗，现在生活基本可以自理，但近来情绪还是比较低落。其母亲之前手指麻木，找我扎过几次颊针，疗效不错，因此要求给予女儿扎颊针治疗，希望能够针药并用解决手汗出的问题。

"脾在体合肌肉、主四肢"，脾胃化水谷为精微，并将精微物质输送至全身四末，故四肢功能与脾胃息息相关。若脾气亏虚，运化失司，精微不达四末、肌肉、肌肤、毛孔，导致肌肤开阖失司、固摄乏力，津液失于固摄而汗泄。脾主四肢，故汗多泄于四末而出，表现为手足多汗症。

我按照全息对应点，选了颊针双侧的手穴，扎了不到二十分钟，那个女孩子激动地说道："金医生，太神奇了，我的手汗全部消失了，这个针这么神奇？！我实在是太开心了！"当时我也觉得很开心，颊针治疗汗证疗效显著，由于患者的时间原因，只能在一周后复诊，我还担心针刺疗效持续的时间。没想到第二次复诊的时候，患者告诉我，针药并用后，手汗出的问题已经好了八成。

不少中医药爱好者比较偏好应用生脉饮、玉屏风颗粒、六味地黄丸等中成药用以治疗阴虚或是卫表不固的汗出症状，辨证准确往往可以取得较好的效果。常用的中药名方玉屏风散做成的玉屏风颗粒正如其名，黄芪与白术、防风相配伍，使得肺气得补，风邪得去，好似给肺表加了一层屏风来固护人体，故而使得腠理得护，避免津液外泄，也常被我们应用到汗证的整个治疗过程中。此外还有桂枝加黄芪汤，用桂枝汤解肌调和营卫，加善走皮肤之黄芪，益气固卫，补益表气，以达到固表护津之目的。还有甘麦大枣汤、生脉饮、四物汤等养阴的方剂，用以滋阴可给予汗液生化之源。临床中亦可抓住其主要药对或是合方应用。

老师的常用药既有收涩之功的煅龙骨、煅牡蛎、五味子、桑椹、浮小麦、酸枣仁、金樱子等，又有固表补益正气的黄芪、党参、白术、防风等。临证中，老师喜用煅龙骨、煅牡蛎伍以收涩止汗之品，黄芪与五味子固表敛汗，桂枝配大枣、白芍调和营卫，起到治标之功。中医讲气随汗出，汗出较多的同时会耗损人体气阴，故老师喜用麦冬、沙参、乌梅、五味子等养阴，人参、黄芪、西洋参、太子参等补气，用以培本。对于脾肾阳虚，阳气不达肌表而使卫表不固的患者，老师喜用白术、麸炒白术、麦芽健脾化湿，升发阳气，或者用肉桂、炮附子、干姜等补益阳气以固护肌表。对于肝肾不足，郁火上升的患者，则培补肝肾使阴得以敛阳，避免升发太过，同时健脾补脾，使得火居其位。"见山不是山，见水不是水"，我时常反思自己与老师辨证的差别，就在于我只顾得抓住症状，寻得表层的病机，而老师却能从整体间的关系着手，知常知变，寻得人体平和之态失稳的根源。我寻得的病机是对的，但对中隐错，未寻根本，而老师却能抓住主因，疗效彰显。

此外，门诊上也有不少患者运用各类方法解决汗症问题，如小儿肺脾肾不足时，其家人用人参、冬虫夏草、燕窝给予滋补；中老年人汗出过多就觉得是身体虚弱，用一大堆滋补的食品和药品以补虚；孕妇产后汗出较多，家人立即煲大补气血的汤培补身体等，反而让患者夹杂郁火、积滞，使得证型变得更为复杂。还有不少患者其实是属于脾肾阳虚夹有心神失养，或是肝肾阴虚伴有虚火上浮，这些本应补益，却应用了大量清热利湿、透热解表的药物，导致脏腑功能进一步虚弱，汗出症状不减反增。

在治疗上，按照辨证的思维，常态的汗出增多应该避免耗损太过，病态的汗出增多应该辨清虚实病位。但对于后者，切勿忘记标本兼顾，加用敛汗或止汗的药物，在解决患者最不适的症状的同时再调和五脏，杜绝生病之源。所以像陈老师这一类汗证，第一步健运中焦，下一步逐渐加大温肾阳的力度。气虚也不是盲目补气，应循序渐进，补气不点火，尤其是这种小暑季节，可以适当使用节气用药，如荷叶、木棉花、淡竹叶等，但是一切都应在不伤脾的前提下进行。

四、汗证病机纷繁，百家争鸣需明辨

历代医家对汗证的认识是一个不断发展、不断完善的过程。《金匮要略·水气病脉证并治》首先记载了盗汗的名称，并认为由虚劳所致者较多。张仲景《伤寒论》言汗多因外感而致，并以风、热、湿邪为著，其病机涉及营卫不和、火热炽盛、少阳枢机不利、湿热郁蒸、阳虚汗漏、阳气暴脱等。《诸病源候论》中着眼于虚，将诸汗归为虚劳候下，即"阳虚自汗，阴虚盗汗"。金元时期，朱震亨于《丹溪心法》卷二中指出痰、湿等邪亦是作汗之因，并对自汗、盗汗的病理属性做了概括，认为自汗属气虚、血虚、湿、阳虚、痰；盗汗属血虚、阴虚。张介宾在《景岳全书·汗证》中提出了"自汗盗汗亦各有阴阳之证，不得谓自汗必属阳虚，盗汗必属阴虚也"之论。叶天士在《临证指南医案·汗》中谓："阳虚自汗，治宜补气以卫外；阴虚盗汗，治当补阴以营内。"王清任在《医林改错》中言："竟有用补气、固表、滋阴、降火，服之不效，而反加重者，不知血瘀亦令人自汗、盗汗，用血府逐瘀汤，一两副而汗止。"其中指出血瘀致汗。

可见，汗证之病机较为纷繁，有虚、有实，常以虚为主，而虚证有气虚、阳虚、阴虚。我们常言自汗为气虚，盗汗为阴虚，但临床中病程漫长、病机复杂的患者往往可能气虚和阳虚兼有，又或者气虚兼阴虚，更甚者阴阳俱虚。

　　气虚出汗是指气原本的固摄功能减弱后，体表的毛孔无法正常关闭，汗就哗哗地往外流。除了出汗多之外，还会有气虚的一些典型表现，比如疲乏、无力。气也有温煦的功能，气虚无法温煦，故而手脚发凉，不敢吃凉东西。但是总体来看，气虚的时候，怕冷的感觉不是特别明显，还是以无力为主。但是到阳虚的时候，核心特征就变了，变为了怕冷，患者经常觉得手脚冰凉，总比别人多穿几件衣服。就像陈老师这样典型的阳虚患者，夏天再热也得穿长袖，围围巾；有些阳虚体质的人稍微喝凉水，吃生冷食物，就会拉肚子。而且这些阳虚的人身上通常也都是疲乏无力的。换句话说，阳虚的时候，气虚的表现一般也都在，只不过怕冷的感觉更加明显。所以中医说，气虚为阳虚之渐，气虚变严重了，就可能发展成阳虚。那么气虚会不会演变为阴虚呢？自然是会的。汗液属于人体津液的一部分，出汗过多，伤及人体津液，就会造成阴虚。

第十九章

治痹证以运补求胜，脾胃和则元气自生

2017年7月7日
小暑

一、爱哭闹，频感冒，生长迟缓家长恼

"小暑大暑，上蒸下煮"，今日的天气确实如此。七月的气温比六月"更胜一筹"，即便有风吹来，也感觉不到一丝凉意，而是热腾腾的气流。中午的时候下了一场雷阵雨，本以为下雨后会凉快一点，然而当阳光烘烤地面上的水时，似乎更加难受，除了热气，还有湿气，浑身不舒服。在这炎炎夏日最能给人安慰的莫过于室内的空调，风凉飕飕地吹来，不仅吹干了满身的大汗，而且凉快了烦躁的心。

踏入七月，虽然炎热，但却是许多小孩期待的月份，因为是暑假的时间，所以今天来到门诊的患者有不少是正在放假过来看病的小孩。其中有一个患者年龄最小，只有两岁九个月，然而实际上看可能还以为他不到两岁。

这个小孩是因为生长迟缓两年多才过来看病的。一眼望去，小孩正与书上描述的营养不良症状一样，面色微黄，身形消瘦，体重只有10.5千克，而且脾虚的症状也十分明显，眼袋大，头发颜色偏黄且稀疏。我心想会不会是家里条件不好，所以才会导致营养没有跟上。

但是当老师问到病史的时候，我才发现经济条件不一定是造成小孩营养不良的原因。他心急如焚的父母将以往的病历资料都拿了出来，开始一一诉说。

原来这个小孩是两年前就开始生长迟缓。刚开始断奶，辅食逐渐增多，在吃鸡蛋和牛奶的时候发现小孩会腹泻，怕是过敏，于是去医院查了过敏原，发现的确如此，之后就再也没有吃过鸡蛋和牛奶了。为了让营养能跟得上，家长就煲了冬虫夏草、燕窝等补品给小孩吃。后面发现小孩好像吃什么也不生长，胃口也不怎么好，而且眼袋越来越大，头发也没怎么长，还变黄了，平时感冒很频繁，大便偏烂，大便次数也比较多，每日五六次。而且一年前开始，小孩晚上睡眠也不好，容易醒来，经常哭闹。这两年来已经去了很多地方看病，也检查了微量元素，虽然有问题，但是也有补充，却没有起效。西医给了很多营养剂回去补，但是补了之后还是这样，无奈之下才想着找中医治疗。

听他们这么描述，好像该给的营养也给了，补不进去应该是小孩的体质问题。这时老师又问起了饮食："平时是谁负责带小孩的？一日三餐吃的是什么？吃瓜果多不多？平时在家里煲什么汤？"

小孩平时由爷爷奶奶负责带，因为觉得小孩可能消化不好，所以一日三餐都以蔬菜为主，而且小孩也比较喜欢吃水果，可以不吃饭，但是一定要吃水果。很多时候下午吃了水果，晚上就不愿意吃晚饭。平时在家里主要煲独脚柑汤、胡萝卜玉米猪骨汤、鱼头豆腐汤等这些比较有"营养"的汤。近期因为天气炎热，所以经常吃冰淇淋。

听完他们的描述，老师长长地叹了一口气说："这主要还是和你们的喂养方式有很大关系，回去之后不能再这样，一定要好好地调整现在的饮食习惯，那些寒凉的瓜果、汤品等食物不能再吃那么多了，冰淇淋也要戒掉，一定要三餐定时，而且不要再给小孩吃补品了，只会越补越虚。回去之后，要大口大口地吃肉，鸡蛋和牛奶也要补充，还要多去晒太阳，到室外活动。"

二、乳食无度，积久成疳

儿科之所以叫作"哑科"，是因为患儿及其家属有时候不能准确地描述出患儿的症状和体征，所以望诊在儿科诊治中显得更为重要。面色可以反映体内气血的盛衰，由于小儿脏腑娇嫩、形气未充，疾病的发展变化较成年人会更加迅速，表现在面部色泽上的变化也相对快，所以在诊治小儿疾病的过程中，望面色显得十分重要。

小儿的正常面色和成年人一样，都是红黄隐隐、明润含蓄、面有光泽。小儿最常见的病理性面色也是青、赤、黄、白、黑五种，分别对应肝、心、脾、肺、肾五脏。疳积的小儿面部一般表现为萎黄色，黄者，土之色，土居中央，中央生湿，湿生土，土生甘，甘生脾。中医有"脾胃为后天之本""气血生化之源"之说，与"土"的特性相应，五行以土为本，土生万物，给万物以营养和水分。脾主运化，脾胃运化水谷精微正常，气血生化有源，则面色荣润；反之脾胃运化失常，气血乏源，面色失荣，则见面黄晦暗之色。

《太平圣惠方》中提道"夫小儿托质胞胎，成形气血。诞生之后，骨肉轻软，肠胃细微。哺乳须是合宜，脏腑自然调适。若乳母寒温失理，动止乖违，饮食无恒，甘肥过度，喜怒气乱，醉饱伤劳，便即乳儿，致成疳也。又小儿百日以后，五岁以前，乳食渐多，不择生冷，好食肥腻，恣食甘酸，脏腑不和，并生疳气"，所以疳积的成因与饮食密不可分，问诊过程中，对于饮食习惯的诊察必不可少。对于养育小儿，常言道"若要小儿安，常带三分饥和寒"。所谓三分饥者，不要过饱也，即饮食要有节制，三餐定时，食有节度。明代万密斋说过："调理脾胃者，医中之王道也；节戒饮食者，却病之良方也。"现代生活水平提高了不少，越来越多的小孩反而因为食物充足而引起疳积。因为有能力准备很多食物，认为吃得多就长得多，有时反而强迫小孩进食，一旦超出小儿脾胃可接受的额度，就会损伤脾胃，造成运化失常，饮食未能为机体所用，吃得多反而长得少。而另一部分小孩备受家长溺爱，只要喜欢吃，家长就会满足他们的需求，饭前小零食、炸鸡薯条、冰冻饮料等，无一例外一一给予，然而小儿"脾常不足"，恣食肥甘厚腻、生冷甘酸等，会使脾胃更虚，更易引起疳积。小儿在成长过程中离不开家长的指引，对于饮食习惯的养成，家长也起着不可替代的作用。作为家长要积极纠正孩子的不良饮食习惯，日常饮食要分清主次，正餐是主，零食可有可无，且正餐要做到定时适量，均衡饮食，不可偏食一味。

痘证是儿科四大证之一，临床上以形体消瘦、面色无华、毛发干枯、精神萎靡或烦躁、饮食异常为特征。《寿世保元》言"五疳病关五脏，要亦脾家有积，一脏失治，而传其余也"，脾胃为后天之本，气血生化之源，脾胃有积，气血乏源，传至五脏而成五脏疳积。而《保婴撮要》中提道"五脏之疳不同，当各分辨。肝疳者，一名风疳，其症白膜遮睛，或泻血羸瘦。心疳者，其症面黄颊赤，身体壮热。脾疳者，一名肥疳，其症肢体黄瘦，皮肤干涩，多生疮疥，腹大食土。肺疳者，一名气疳，其症喘嗽不已，口鼻生疮。肾疳者，一名骨疳，其症肢体削瘦，遍身疮疥，喜卧湿地"。

在五脏疳积中，脾疳最为常见，因小儿"脾常不足"，故"诸疳皆脾胃病"，临床常表现为面黄腹大、纳呆中满、水谷不消、泻下酸臭、萎靡乏力等脾虚不运之症。"脾健不在补贵在运"，故治脾疳以运脾化积、理气和胃为法。肝疳也比较常见，因小儿还有"肝常有余"这个生理特点，脾虚则易肝乘之，肝旺则易乘土更胜，导致肝脾同病，故脾疳可引起肝疳，肝疳亦可加重脾疳。治疗总原则为抑肝扶脾，肝脾同治。五行中，火生土，土生金，一旦脾有积不治，容易子病及母，母病及子，而成心疳、肺疳。故治疗上以运脾为主，兼以清心、补肺。而肾疳可谓是脾疳日久而成，为五疳之中较重，临床表现为骨瘦如柴、面色黧黑、口臭干渴等肾气阴两虚之症，治疗时也需滋肾阴。

该患儿因喂养不当，加上本就"脾常不足"，脾弱易伤，致使脾气虚弱，失于运化，即土虚木乘，脾土益虚，肝木益亢，出现易哭闹、夜眠不安等症状，故治以平肝健脾。在运用黄芪、炒白术、太子参、山药益气健脾之品外，还可用独脚柑清热消积，以及炒麦芽、陈皮、砂仁这类行气理气之品，助体内气机畅行以疏肝，再加龙骨平肝潜阳，共起抑木扶脾之效。

三、治胃用消，治脾用健

明代著名儿科医家万密斋在《育婴家秘》中指出"小儿肺脾皆不足"，故临床上肺脾常相兼为病。在复诊时，患儿疳积之症虽较前好转，但因不慎外感而出现咳嗽、咳痰。老师用药时并未完全以外感咳嗽或感冒的治法为主，而是继续以健脾消积为主，兼化痰止咳。《素问·咳论篇》言："五脏六腑皆令人咳，非独肺也。"故在辨治咳嗽时不应仅治肺，尤其对于有食积的小儿，脾虚食积也可以成为咳嗽的病因。《医宗金鉴·幼科杂病心法要诀》提道"积嗽者，因小儿食积生痰，热气熏蒸肺气，气促痰壅，频频咳嗽"，主要是因脾虚饮食不化，停积中焦，进而又致脾失运化，胃失和降，中焦气滞，水湿内停，聚生痰浊，壅阻气道，从而影响肺之宣发肃降功能，发为咳嗽。加上食积日久，易积壅发热炼液为痰，痰积互结，亦可阻塞气道，引起肺失宣降而致咳嗽。在治疗食积咳嗽时应当标本兼治，肺脾同调，以健脾运脾、消食化积为主，兼宣肺化痰止咳。

对于平素易感冒、咳嗽的小儿，一般认为是肺气虚或营卫不固所致，但实际上与岭南的气候特点有着紧密的联系。"盖岭南之地，湿热熏蒸，腠理不闭，津液妄泄，阳气内虚，法当调补肺气为主。盖肺主气而司腠理，肺气虚则腠理不密，故津液妄泄，多患病症。若外邪既去，当补脾土以生肺金"，所以治疗上除了需要补肺气以固腠理，补脾健脾也是补肺固表的一个重要途径。在治疗小儿咳嗽时，老师常用太子参补益肺脾，既治肺虚咳嗽，又治胃弱消化不良。当兼见肠燥之象时，多用桑椹滋肝肾益阴。此外，还常用乌梅和白术这对药对。乌梅味酸、涩，性平，归肝、脾、肺、大肠经，可敛肺止咳，收敛脾肺耗散之元；白术味甘、苦，性温，归脾、胃经，可益气健脾，培土生金。

对于岭南地区的患者，选用岭南道地药材，可起到不错的效果。独脚金在《岭南采药录》中又称独脚柑，可除小儿六腑虫积，为小儿疳积之良药。故在临床中，老师经常使用这一味中药来治疗小儿疳积，清热消疳。茯神也是常用的药物，主治小儿疳积所致心神不宁、夜卧不安。《名医别录》言："后人治心病必用茯神，故洁古张氏谓风眩心虚非茯神不能除，然茯苓未尝不治心病也。"白芍与麦芽相配伍可疏肝柔肝，是脾

虚肝旺患者的常用药对。《药义明辨》提道"白芍药味酸，气
微寒，主收脾之阴气，泄肝之阳邪"，且能助脾土而克肝木；
《本草求原》言"凡麦、谷、大豆浸之发芽，皆得生升之气，
达肝以制化脾土，故能消导"；此外《医学衷中参西录》认为
"大麦芽，能入脾胃，消化一切饮食积聚，为补助脾胃之辅佐
品，若与参、术、芪并用，能运化其补益之力，不至作胀满，
为其性善消化，兼能通利二便，虽为脾胃之药，而实善舒肝
气"。两者相伍，共调肝脾。

　　在用药方面，老师并不会因为是疳积患者而且又见脾虚之
症就大量使用健脾消食的药物。医家江育仁虽提出"疳气以和
为主，疳积以消为主，或消补兼施，干疳以补为要"，但是要
根据患儿的具体情况进行调整，而不是一味地以消为主。《幼
幼集成》指出"壮者先去积而后扶胃气，衰者先扶胃气而后消
之"，所以因虚致疳成积者，应先以健脾运脾为主。

四、食之有道，穿之有度

　　无论是生长发育迟缓还是患有疳积症的小儿，主要还是
与脾胃功能不足有关，故饮食上需注意顾及脾胃。《素问·生
气通天论篇》对味过伤脏记载道："阴之所生，本在五味，
阴之五宫，伤在五味。"所以在进食时，需要注意食物的"性

味"，不可偏颇、太过，这就需要做到不偏食、不嗜食，"寒热温凉、酸苦甘辛咸"，偏性不能太过，否则容易生病。正如张景岳在《景岳全书·小儿则》中言："小儿饮食有任意偏爱者，无不致病，所谓爽口味多终作疾。"进食生冷、寒凉、肥甘厚腻的食物，容易引起腹泻、食积。而对阳虚体质的小儿，可适当多选择味甘，性温、热、平之食物，如牛肉、羊肉等。清代冯楚瞻在《冯氏锦囊秘录·后天根本论》中记载："食宜少，不饥强食，不渴强饮，宁少勿多食，宁饥勿食饱，宁迟勿食速，调理脾虚之要法也。"所以要饮食有节，既须有节制，不能过饥或过饱，否则"饮食自倍，肠胃乃伤"；又要有节律，三餐要定时，进餐时需要专注，但不宜过快。

　　除了饮食，日常起居也需要特别注意。常言道"日出而作，日落而归"，这种作息习惯已经流传很久。小儿为"稚阴稚阳"之体，更应顺应自然规律而作息。正如《黄帝内经》所载"春三月，夜卧早起；夏三月，夜卧早起；秋三月，早卧早起；冬三月，早卧晚起，必待阳光"。春季阳气始生，宜夜卧早起，在庭院中适当跑动，带动自身阳气升发，可适当减少衣物，如隋朝巢元方在《诸病源候论·养小儿候》中记载："薄衣之法，当从秋习之，不可以春夏卒减其衣，则令中风寒。从秋习之，以渐稍寒，如此则必耐寒。"夏季阳气正旺，宜夜卧早起，可多运动，适当出汗，但也应注意适当避暑，而且不能整天待在空调房内，否则阴寒之气压制人体阳气，易产生暑湿；秋季阳气始衰，天气转冷，宜早卧早起，养阳气；冬季阳气已衰，宜早卧晚起，在太阳出来之时起床可避开冬季寒冷肃杀之气，且要保暖得宜。而且还要顺应四季阴阳的变化，"春夏养阳，秋冬养阴"，春夏季可适当增加户外运动的时间，多晒太阳，秋冬季要适时增减衣物，注意保暖，顾护阳气，但须注意"不可令衣过厚，令儿伤皮肤，害血脉，发杂疮而黄。儿衣棉帛，特忌厚热，慎之慎之。凡小儿始生，肌肤未成，不可暖衣，暖衣则令筋骨缓弱"。

现在物质条件这么丰厚，却依然能看到很多"小瘦猴"，有些家庭早已习惯，有些家庭试着去改变，通过多种渠道，选择一系列"过精过细"的食物摆在餐桌。另外很多时候稍微有点不适，全家人就会过度紧张，揪着"一点一滴"的症状不放，非要"一下子"治好，这样一来就会手忙脚乱，过度的攻击后便会出现其他不适，甚至会将"一点一滴"的症状慢慢放大，所以从"小瘦猴"脱胎换骨变成强壮的"奥特曼"是需要懂得生活、懂得陪伴的家人支持。

第二十章

小儿鼾眠睡不安，
调脾固肺兼平肝

2019年3月6日
惊蛰

一、惊蛰雨绵蛰虫起，春寒湿盛需警惕

　　"轰隆隆……"低沉的雷声从窗外传来，一瞥窗外，绵绵细雨在空中散落，正在跟诊的我，不禁担忧起前往医院的患者。惊蛰时节，正是气温由冷转暖的时候。这几天气温忽然回升，又接连下了几场细雨，室外暖湿的气流，加上屋里还没有散去的寒气，两者相遇，使得墙壁、地板、天花板、窗户都铺满一层细密的小水珠，像是在往外渗水一样，湿漉漉的，无论怎么擦也擦不干。在中医看来，肺是"晴雨表"，天气一转变，各种肺系疾病便会"找上门来"。南方的季节多湿多雨，使得"肺常不足"的小儿又开始发病，所以最近因感冒发烧、咳嗽气喘来看老师门诊的孩子也不少。

　　"阿嚏！阿嚏！"一位小男孩不断打着喷嚏，一手被妈妈拖着，一手抹着鼻涕，有点不情愿地被带进了诊室，看似有点烦躁。随后两位老人家和小朋友的爸爸一起走进诊室，一脸忧愁与焦虑，可见坐在老师面前的小朋友，让全家人操碎了心。待孩子走近，只见清稀的鼻涕一缕缕地往下流，时不时还冒着小鼻涕泡，用肉乎乎的小手怎么也擦不完。不知道是因为擦不完的鼻涕，还是因为有点害怕医院，孩子显得有些烦躁，小眼神中却又透着一丝害怕，老师见状并没有第一时间和家长交流，而是轻轻往前俯了俯身子，摸摸孩子的头，和蔼地说道：

"小男子汉，别害怕，不用打针的。"又从旁抽出几张纸巾递给他，"可以用纸巾擦擦鼻涕，擦擦手"。

这时候妈妈很紧张地拿出一堆病历，正准备要给老师的时候，奶奶又拿出一堆病历，说是妈妈拿错了，那些并不是近期的病历，爸爸又从包里拿出一堆药物，三个人貌似进入了"抢答"环节，你一句、我一句，还都带着一脸责怪的表情。

老师看到这一情景，说道："不要担心，这里交给我，请你们放心，这孩子很聪明的，可以自己表达，我先跟小朋友聊一聊，要是我没问到的你们再补充。"

老师一边给男孩把脉，一边温和地问道："小男子汉，今年多大啦？"兴许是刚刚受到了老师的安慰，孩子好似也不那么抗拒了，带着鼻音回答道："我五岁！"老师笑着说："五岁啦？真乖！你在哪个幼儿园读书呀？这么聪明能干，你说说看有什么不舒服呀？"小男孩说道："鼻塞，流鼻涕，不知道为什么总觉得鼻子很痒，阿嚏！"男孩说着又打了一个喷嚏，"我好想睡觉，跟妈妈说我要睡觉，她偏要带我来医院，哼！"

"别着急，妈妈也是担心你呀，来医院看好病，回去就不用那么难受，可以开开心心地玩啦。"老师安慰道。

"唉，医生，我跟你说，这孩子经常感冒。这次一开始我以为只是小感冒，给他冲了感冒颗粒，还吃了爸爸拿的这一大袋子里的药，之前每次去看医生都会开一堆药，但是没什么效果，他的鼻涕流个不停，还喊着鼻塞，昨天刚去耳鼻喉科看过，说是鼻子的什么腺体肿大，吓死我了。医生，这可怎么办啊，我听有的朋友说要做手术，这么小就做手术，我的孩子好可怜啊！"孩子的妈妈按捺已久的情绪一下子宣泄而出，眼眶红红的，焦急地看看医生，又看看孩子，耳边凌乱的发丝时不时垂落，不知道是因为身体的颤抖还是别的原因。老师接过孩子之前的检查报告，写的是腺样体肥大堵塞约三分之二。

　　老师看了看孩子，对孩子妈妈说："别担心，不是什么大问题，我们一起努力解决！"老师又问道："孩子晚上是张嘴睡觉还是合着嘴呢，有没有打呼噜？"孩子的妈妈努力镇定下来，一边回忆一边说："有的有的，晚上老打鼾，张着嘴巴睡觉，还总是时不时惊醒，对了，他还经常出汗，睡着了就全身湿透，一点都不夸张，每次睡着了，都要换一件衣服。张医生，您看看他的眼睛下面是怎么回事儿呢？总是红红的，有时候还会肿起来，这孩子是不是腺样体面容呀？晚上还会磨牙，是不是肚子里有虫子？怎么办呢？"

　　老师不停地安抚妈妈，回头问我，"你看，这一类的患者我们看了很多，你说他为什么会鼻塞呢？"我回答道："肺气比较虚弱。"老师又问："肺气虚弱？这是怎么判断的呢？这个小朋友肯定是有原因的。"我说："肺气虚是本，加上这段时间春寒湿盛……"我还没说完，妈妈又插了一句："唉，最近不是总下雨吗，前天孩子在外面玩，下了小雨也不回家，那时我在厨房煮饭不知道，等孩子回来已经全身湿透了，还开始打喷嚏。"

老师让孩子张开嘴，看看舌头，见其舌体胖，边有齿痕，舌质淡，舌边尖红，舌苔薄白、微腻。老师又询问得知孩子胃口一般，大便偏黏。孩子妈妈紧张地问道："要不要做手术啊？"老师说道："别着急，先吃中药，即便做了手术，内环境没有变化，还会肿起来，请交给我们。"说完老师便去开处方了。

"太子参、黄芪、炒白术，好了，肺气虚的问题解决了，浙贝母、法半夏、陈皮，健脾来化痰湿，再加炒苍耳子……"

老师气定神闲地写下了一味味中药，回过头和我们说："还差什么药呢？"我们用充满疑惑的眼神望着老师，因为感觉这些药差不多了。老师说："看看这小朋友的嘴唇，很红，而且从进来到现在，基本坐不住，要平肝，这一点很是关键。"说完，老师又写下了麦芽、桑椹、浮小麦三味药。

我总是觉得老师的处方简简单单，但是效果却很好，老师的辨证过程是非常迅速且精准的。开完处方老师又问我们："这个小朋友的症状很典型，你们说说看哪些症状比较典型？"

师妹回答道："小朋友的脸色不太好，偏白；小朋友长得不太结实，气血不充。"

老师点点头，又问我："你现在也自己出门诊了，这一类患者还是很多见的，不要被西医病名困住自己的思维，一定要辨证，按照西医的思路，腺样体肥大了就要切掉，那就是走进了一个误区，就像那些木耳，很喜欢在潮湿的环境中生长，但是要把木耳放到沙漠里就无法生长，这是一样的道理，要学会总结、明理，才能提高临床疗效，只知道几味药物，是看不好病的。"我不停地点头，铭记作为明理的医生，不是见什么就治什么。

二、肝常有余春更旺，春湿困脾脾不足

　　该患儿有打喷嚏、流清涕、鼻塞、鼻痒、出汗等典型的肺气不固之象，故治疗上老师运用了太子参、黄芪等药补肺固表，实卫敛汗。此外，患儿有"春困"，且胃口一般、大便偏黏，结合舌象，都是脾虚有湿之象。"春困"一般是惊蛰以后气温回升而出现困乏无力、昏沉欲睡等表现，春湿盛，而"脾恶湿"，湿盛的春天最易引起脾主运化的功能失常，导致"湿困脾"；再加上脾主升清，清阳不升，因而让人感到困乏。此时需运脾醒脾，故老师运用炒白术健脾燥湿，《本草汇言》指出"白术，乃扶植脾胃、散湿除痹、消食除痞之要药也。脾虚不健，术能补之；胃虚不纳，术能助之"，合以"同术补脾"的陈皮、燥湿化痰的半夏以醒脾。刚开始出诊接触这一类的患者，我总是停留在肺脾两虚的层面，并没有把握好兼夹之证。

　　这名患儿还有烦躁、睡眠不好的情况，除了病在肺脾，肝亦受到影响。惊蛰时节，春雷始鸣，万物复苏，天气回暖，

随着自然界阳气的变化，人体的阳气也会随之改变。特别是肝阳之气在此时渐升，当肝阳之气上升超过肝之阴阳平衡，则会造成阴血相对不足。加上小儿"肝常有余""脾常不足"的特点，肝木升发太过，亦会抑制脾土，容易出现木旺土虚之象。所以调脾固肺的同时，不可忘平肝。肝旺包括肝郁气滞、肝气横逆、肝火偏旺、肝阴不足，以上均可导致烦躁、睡眠差等情况，所以在确定治法之前还需对小儿的实际情况把握得更加准确。很多小孩在问诊的过程中未能清晰地将自己的情况表述出来，加上家长亦不可能完全清楚小孩的情况，因而在诊治时要更加注重望诊。

《小儿卫生总微论方》曾提道："面上五脏部分色：左颊主肝，右颊主肺，额上主心，鼻上主脾，颐上主肾。色青为风，色赤为热，色黄为食，色白为气，色黑为寒也。"该患儿眼睑下微微发红，嘴唇也是红的，而且舌边尖红，肯定存在热象；此外患儿睡中磨牙，多为肝火内盛所致。有火有热，很多人第一时间会想到用清火泻热之法，若未能找到造成"火热"的根本原因，反而会"弄巧成拙"。该患儿长期鼻塞、打呼噜、张口呼吸等导致睡眠质量不好，睡眠差则更易耗损肝血，导致肝火更旺，则更加烦躁，加上正值春之时令，"肝者，通于春气"，则肝旺更盛，所以患儿在幼儿园也表现出注意力不集中等。患儿的火热并非肝气郁久而化的实火，而是肝阳盛致肝阴虚而表现出来的"火热"，加上患儿有脾虚之象，所以老师用了浮小麦、桑椹、麦芽这三味药平肝疏肝。众所周知，浮小麦具有止虚汗、养心安神的功效，入心经，一般人认为浮小麦没有平肝之效，但是老师却常用它来平肝，主要是从肝的生理病理角度来考虑。肝为刚脏，体阴而用阳，肝主疏泄、主藏血的功能依赖于肝的阴血滋养，非柔润不能正常，且"肝气、肝阳常有余，肝阴、肝血常不足"，故平肝离不开平肝阳、养肝阴肝血、疏肝气。汗为阴液，浮小麦能益气阴、敛阴液，加上"滋肝肾、充血液"的桑椹，"壮水之主，以制阳光"，以滋肝阴敛阴液来平亢盛的肝阳。

而后老师又叮嘱家长和孩子："小朋友的日常调护很重要，你看看，这个季节，衣服穿得不对，领口太大了，很容易感受风寒，领口高度一定要适宜。饮食方面不要吃太多寒凉的食物，鼻塞、打呼噜并非热气所致，不需要给他煲太多的青菜汤、瓜汤，鱼肉蛋类要合理搭配。平时要增加户外运动，现在天气这么好，不要总是给他报很多兴趣班，这样多数时间都是在室内，缺乏户外锻炼。春天为万物生发的季节，一定要多出去踏青。"

三、天人相应分四时，同中有异治不同

儿童腺样体肥大是因炎症的反复刺激而产生的病理性增生肥大，进而引起鼻塞、流涕、咳嗽、打鼾、张口呼吸、听力减

退、耳鸣及长期张口呼吸导致的"腺样体面容"，或伴有营养不良、发育迟缓、反应迟钝、夜惊、磨牙、遗尿等症状。一般儿童二至六岁时腺样体增生最显著，十至十二岁逐渐萎缩。西医治疗腺样体肥大主要以外用糖皮质激素或手术治疗为主，但治疗安全性、长期疗效均有限，手术治疗依然存在争议，且仍有复发的可能。从免疫学角度上看，不应在小儿免疫系统未充分形成时将其切除，可能会损害鼻咽局部的免疫功能及抗呼吸道感染的全面免疫功能。

中医古籍对本病并没有详尽的论述，多称其为"颃颡"。《灵枢·经脉》曰足厥阴肝经"循喉咙之后，上入颃颡"。《类经》卷二十一张介宾有"颃，颈也。颃颡，即颈中之喉颡。当咽喉之上，悬雍之后，张口可见者也。颡前有窍，息通于鼻。故为分气之所泄"的论述，其所描述的症状与本病类似，临床特点多从"鼾症""鼻窒"进行论治。

在后面的跟诊里，我又看到了不少有类似症状的孩子。通过老师门诊的腺样体肥大案例，我初步总结了老师治疗腺样体肥大的思路，老师对腺样体肥大病因病机的认识，我觉得应该可以分为两类。一是肺气不固，外邪侵袭，邪壅鼻咽。肺开窍于鼻，咽喉为肺之门户，两者为防御邪气之门，腺样体位于鼻咽部，易感受外邪，首犯鼻咽，累及肺脏，再加上肺为娇脏，且小儿"体秉少阳"，形气未充，则更易受累。老师认为小儿脏腑娇嫩，肺常不足，卫表不固，易感受外邪，使肺失宣降，风痰气阻；或肺主治节，肺气受损，治节无权，肺为水之上源，水液不布，痰浊内盛，滞留于鼻咽所致。二是肺脾两虚，痰湿内盛，滞留鼻咽。小儿脾常不足，脾失健运，水液运化失司，津液失于输布进而聚液为痰，再加上肺卫不固，子盗母气，脾亦虚弱，"脾为生痰之源，肺为贮痰之器"，痰湿内蕴留滞咽喉或喂养不当，如过于精细，则脾失健运，不能运化水谷精微，久则聚湿生痰，上犯于鼻咽。另外，老师认为本病病程缠绵难愈，多以早期失治、误治、治标不治本或过度治疗，加上四时起居、日常调摄不当等，使气化失常，久而不散，气滞与痰浊互结，留滞于鼻咽，阻滞咽喉，导致腺样体增生、肥大，出现鼻塞、打鼾、睡眠不安稳等症状。

关于小儿腺样体肥大的治疗，老师非常重视"天人相应"，长期的临床实践经验认为"人与天地相参，与日月相应也""日有长短，春秋冬夏，各有分理"，《素问·金匮真言论篇》指出："五脏应四时，各有收受。"治疗上以春、夏、秋、冬四季为主要指导思路，从四时与五脏六腑气血阴阳之盛衰的关系考虑，不同季节灵活运用脾为中轴的平调五脏法辨治儿童腺样体肥大。

春为阴中之少阳，春主肝，其性主生发上升，肝木升发太过或不及会导致脏腑气血阴阳失衡。此时岭南地区的气候特点为由寒转暖，夹风夹湿，早晚温差较大，立春至春风起，春寒盛，雨水、惊蛰至春湿渐盛，清明至春寒消，谷雨至春温春湿重。初春之际，小儿"肺常不足"，易感受风寒或夹湿或风寒郁而化热，邪壅于鼻咽，驱风散寒与固摄卫表需同步，但强调驱邪之力不宜过猛，中病即止，老师喜用紫苏叶、防风、白芷等祛风散寒通窍之品；到了晚春之际，春湿盛，加上肝木太过克脾土，脾虚失运，痰湿内蕴，内外之湿相引，夹寒夹热，以木旺脾弱为多见，平肝为平调五脏之核心要素，因此应以炒白术、陈皮、法半夏等健脾化痰湿之品为主，佐以平肝之品，分疏肝、柔肝、养肝三步进行，老师喜用柴胡疏肝，白芍柔肝，桑椹养肝，切忌使用大量疏肝伐肝之品。故春三月应以祛风解表、平肝醒脾，佐以化春湿、散春寒为原则。对此老师有不少常用的药对，如广藿香配紫苏叶，在疏风散寒的同时加大化春寒、春湿之力，适用于卫表不固、感受春寒者；广藿香与陈皮伍用，可增强健脾化痰化湿之力，适用于脾虚失运，感受春寒、春湿者；广藿香与茯苓伍用，加大健脾利水渗湿之力，适用于脾虚水湿不运、感受春湿者。

四、顺应时气，治病防病

《素问·宝命全形论篇》言"人以天地之气生，四时之法成"，人与外在环境的关系密切，自然界气候变化亦会影响人的生命活动，且《素问·上古天真论篇》也指出"上古之人，其知道者，法于阴阳，和于术数，食饮有节，起居有常，不妄作劳，故能形与神俱，而尽终其天年，度百岁乃去"，故中医养生需顺应四时之气，中医治病亦然，顺之则健，逆之则病。对于阳气始发的春季，《遵生八笺·春季摄生消息论》提出"春三月，此谓发陈，天地俱生，万物以荣。夜卧早起，广步于庭，披发缓行，以使志生。生而勿杀，予而勿夺，赏而勿罚，此春气之应，养生之道也"，要让肝气调达，情志舒畅，否则就会"逆春气，则少阳不生，肝气内变"。因此，在治病时也要考虑四时节气来开处方和用药，以防当令之气受损，从而加重病情或生他变。

气是人体生命的本质，"天地合气，命之曰人"，气是生命活动的物质基础，维持着人与自然界之间的联系，《医旨绪余·气郁胁痛论》就提出"且夫人与天地相流通者也，即举肝而言之，在天为雷，在方为东，在时为春，在五行为木，在人为肝，运动之气，皆相参焉"。顺应四时之气时，也要注意人体之气的平衡，《素问·举痛论篇》提道"百病生于气也"，人体气机的失常是疾病发生的主要原因，故治病时应不忘调气，如在春三月要注意疏肝气以防气机疏泄失常而发病。

| 基金项目 |

1. 岭南甄氏杂病流派传承工作室建设项目（中医二院 [2013]233号）

2. 张忠德广东省名中医传承工作室建设项目（粤中医办函 [2021]129号）

3. 第二届全国名中医传承工作室（张忠德）（粤中医办函 [2022]52号）

4. 第七批全国老中医药专家学术经验继承项目（国中医药办 人教函[2021]272号）

5. 广东省中医药局广东省第三批名中医师承建设项目(粤中医 办函[2018]5号)

6. 张忠德岐黄学者支持项目（国中医药人教涵[2022]6号）

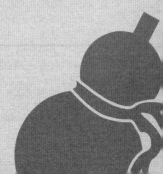